Anatoli Matenko

Gesundheit beginnt im Kopf

Heilerfolge und verblüffende Erfahrungen
aus der Praxis eines russischen Hypnotherapeuten

Anatoli Matenko

Gesundheit beginnt im Kopf

Heilerfolge und verblüffende Erfahrungen
aus der Praxis eines russischen Hypnotherapeuten

HANS-NIETSCH-VERLAG

Texterstellung „Theoretische Exkurse“: Ulrich Arndt
Korrektorat: Ute Orth
Gestaltung: Rosi Weiss
Druck: FINIDR, s.r.o., Český Těšín/Tschechische Republik

Hans-Nietsch-Verlag
Am Himmelreich 7
79312 Emmendingen

www.nietsch.de
info@nietsch.de

ISBN 978-3-86264-225-0

Inhalt

VORWORT

Die russische Medizin ist bereits seit Jahrzehnten Vorreiter in der Entwicklung und Anwendung alternativer Therapiemethoden. Körper, Geist und Seele und insbesondere bioenergetische Zusammenhänge, wie man sie bei uns vor allem aus der chinesischen Akupunkturlehre kennt, werden dabei gleichermaßen beachtet. Nur sehr zögerlich gelangten diese Erkenntnisse in den letzten dreißig Jahren nach Westeuropa. Einige der innovativen Apparate zur Diagnose und Therapie sowie für neuartige Behandlungsweisen sind mittlerweile auch in Deutschland zu finden. Um diese etwas näher kennenzulernen und den Lesern in der Zeitschrift *newsage* vorzustellen, besuchte ich Dr. Anatoli Matenko mehrmals in seiner Praxis in Ludwigsburg, denn außerhalb von Russland gibt es nur wenige Therapeuten mit einer vergleichbar umfangreichen Zusammenstellung russischer Hightech-Geräte der Biomedizin.

Für Dr. Matenko aber sind all diese Apparate, die in Russland oft nur der politischen und militärischen Prominenz und betuchten Privatpatienten vorbehalten sind, nicht so wichtig. In seiner ganzheitlichen Sicht vom Menschen und aus seinen reichhaltigen Erfahrungen heraus sind Psyche und Geist mindestens ebenso bedeutsam für die Gesundheit wie der stoffliche Körper und dessen Energiefluss. Oftmals sei es sogar wichtiger, das in Psyche oder Geist gespeicherte Programm der Erkrankung – das krank machende Muster im Denken, Fühlen oder in der Lebenseinstellung – zu verändern, das ist seine Ansicht. Für diese „Neuprogrammierung" und für die innere Neuausrichtung des Patienten nutzt Dr. Matenko Formen der Hypnose- und Suggestionstherapie – vereinfacht gesagt „redet" er die Probleme einfach weg: So versucht er beispielsweise, das auslösende Erlebnis oder die zugrundeliegende Emotion, die mit dem jeweiligen Gesundheitsproblem verbunden ist, im Gespräch mit dem Patienten zu finden und neue Ideen für die Lösung entstehen zu lassen. Sind ein derartiger biografischer „Punkt" und eine Neuausrichtung zur Veränderung gefunden, suggeriert Dr. Matenko mit verschiedenen sich wiederholenden Wortformeln die gewünschte Veränderung. Erstaunlich dabei ist, dass Dr. Matenko diese psychotherapeutischen Verfahren zu einer Zeit in der Sowjetunion entwickelt beziehungsweise aus der damaligen Hypnose weiterentwickelt hat, als dort die Forschungsergebnisse aus den USA und die Erfolge der modernen Hypnotherapie noch weitgehend unbekannt waren. Von seinen zum Teil höchst verblüffenden Erfahrungen und Heilerfolgen mit diesen Methoden berichtet er in *Gesundheit beginnt im Kopf*.

Ulrich Arndt
Chefredakteur der Zeitschrift *newsage*

Zum Geleit

Bei medizinischen Behandlungen wird leider allzu oft der „Kopf" vergessen, der dafür sorgt, dass Krankheitssymptome sozusagen wie auf einer Festplatte gespeichert sind. So bleibt kein Platz für Alternativen und der Patient kann seine Muster nicht aufgeben. Mit seinen fantasievollen hypnotischen Interventionen gelingt es Dr. Matenko, die Seele und den Geist zu befreien, damit Gesundheit wieder möglich wird. Unkonventionell und erfrischend schildert er an vielen Fallbeispielen gelungene Therapien. Dr. Matenko ist ein russischer Vollblutarzt – offen, direkt und voller Herzenswärme dem Patienten zugewandt.

Dr. med. Wolfgang Hörter, Facharzt für Allgemeinmedizin, und
Barbara Hörter, Naturheilpraxis Stuttgart, Bad Cannstatt

Einführung

Im Folgenden finden Sie Fallgeschichten aus meiner langjährigen Arztpraxis, mehrere Patienten- und ihre Krankengeschichten. Außerdem werde ich Ihnen von den erstaunlichen Möglichkeiten und Erfolgen der Psychotherapie auf der Basis von Hypnose und Suggestion berichten und Ihnen dabei eventuell auch einen Weg zur Verbesserung Ihrer Gesundheit aufzeigen. Des Weiteren werden Sie die Grundzüge einiger psychotherapeutischer Verfahren kennenlernen, die ich bei der Behandlung verschiedener Krankheiten anwende. Was Sie erwarten dürfen, ist also kein wissenschaftliches Buch, denn ich schildere hier einfach Erlebnisse aus meiner Praxis.

Die Namen der Patienten habe ich, soweit sie heute in Deutschland leben, geändert.

Anatoli Matenko
im Herbst 2012

ZUFÄLLE IM LEBEN ...

Unser Leben ist voll von Zufällen und Paradoxa, wenn wir es einmal genau betrachten ... Das bestätigte sich mir noch einmal, als ich nach meiner Ankunft in Deutschland begann, mich hier zu bewerben. In allen Bewerbungen, die ich in 1990er Jahren schrieb, stand, dass ich Psychotherapie für eine Kunst hielte und dass ich in meinem Beruf als Arzt deshalb immer meine eigenen Wege gegangen sei. Aber eben das zu schreiben war nicht klug. Etwa drei Jahre lang „zappelte" ich in der Hoffnung, Arbeit zu finden und ein Jahrespraktikum in einer Klinik machen zu können, was mir die Möglichkeit geben würde, anschließend in einer Klinik oder Praxis als angestellter Arzt zu arbeiten. Zweimal stand in den sehr höflichen Absagen der Kliniken, dass meine Qualifikation für einen Assistenzarzt zu hoch sei und dass dies im Ärzteteam möglicherweise unerwünscht sei.

Aber dann riet mir ein Bekannter – das war der erste Zufall! –, doch die Heilpraktiker-Prüfung abzulegen, um mir das Recht zu erwerben, weiterhin Menschen naturheilkundlich behandeln zu können – und das in gesetzlichem Rahmen. Das war wirklich eine gute Idee. Als Heilpraktiker konnte ich weiterhin das tun, was ich schon mein ganzes berufliches Leben lang getan hatte. So konnte ich weiter meiner Lebensaufgabe und Berufung nachgehen und hatte dabei eine relativ große Handlungsfreiheit, denn ich konnte selbst bestimmen, wie ich einen Patienten behandeln wollte, ohne Rücksprache mit dem Oberarzt, wie das in den Krankenhäusern üblich ist.

Nachdem ich die Heilpraktiker-Prüfung abgelegt hatte – dahin zu gelangen war schon nicht so leicht gewesen, denn die Vorsitzende des hiesigen Heilpraktiker-Verbands vertrat die Ansicht: „Sie sind Arzt, also sollten Sie auch weiterhin als Arzt arbeiten. Wir Heilpraktiker arbeiten anders als die Ärzte" –, kam mir wieder ein glücklicher Zufall zur Hilfe:

Jemand hatte Herrn H. von einem russischen Arzt erzählt – der nächste Zufall! –, der einem Bekannten dieses Jemand – und noch ein Zufall! – geholfen hatte: Er hatte ihn von Schmerzen in Rücken und Beinen befreit. Herr H. litt an einer ganzen Reihe von Krankheiten, unter anderem an chronischer Niereninsuffizienz aufgrund seiner schweren Diabetes. Dreimal pro Woche fuhr er zur Dialyse und spritzte sich selbst jeden Tag Insulin. Herr H. kam wegen der Schmerzen in seinen Beinen zu mir. Seine Krankheit bezeichnet man als *Neuropathie*. Herr H. litt schon seit über einem Jahr daran und die Ärzte hatten ihm mit Medikamenten nicht helfen können.

Nachts waren die Schmerzen am stärksten. Der arme Mann konnte nicht mehr schlafen und wanderte gequält durch seine Wohnung. Der einstmals lebensfrohe, kluge und erfolgreiche Unternehmer, der das Leben in vollen Zügen genossen hatte, gern gesungen, getanzt und Akkordeon gespielt hatte, war in dieser ausweglosen Situation zu einem verzweifelten Menschen geworden.

Herr H. nahm alle meine Therapievorschläge wie Hypnotherapie, Akupunktur und spezielle Formen der Massage an, obwohl das alles neu für ihn war. Er war diesen Methoden gegenüber sehr aufgeschlossen. Und nach einigen Wochen der Behandlung konnte er schon wieder für eine kurze Zeit gut schlafen. Nach eineinhalb Monaten wurden seine Schmerzen in den Beinen schwächer und tauchten seltener auf, nach einem halben Jahr waren sie dann völlig verschwunden.

Ehrlich gesagt, hatte ich, als ich die Arbeit mit diesem Patienten begann, gehofft, seine Schmerzen lindern zu können, aber nach sechs Monaten waren sie völlig weg, sein Blutzuckerspiegel war gesunken und er lebte buchstäblich auf. So wurde ich gleich nach meiner Heilpraktiker-Prüfung sozusagen zum „Hausarzt" von H.s großer Familie. Er selbst übernahm eine Bürgschaft für mich – und so hatte ich nun das Geld für eine medizinische Grundausrüstung und die Eröffnung einer eigenen Praxis.

Durch Herrn H.s Geschichte habe ich verstanden, dass die Chancen, mit meiner Therapie zu heilen, größer sind, je schwerer ein Mensch erkrankt und je stärker sein Wille ist. Aus Kriegszeiten ist ja bekannt, dass die Wunden der Gewinner schneller heilen als die der Besiegten.

THEORETISCHER EXKURS

Hypnotherapie – das Unbewusste findet die passende Lösung!

Seit 2006 ist die „Hypnotherapie" als wissenschaftliche Psychotherapiemethode in Deutschland anerkannt. Mit der begrifflichen Verbindung von Hypnose und Therapie wollte man die Gesundheitsbehandlung von der Show- und Bühnenhypnose abgrenzen. Umfang und Ziel einer hypnotherapeutischen Behandlung werden jeweils individuell im Gespräch ermittelt, gemeinsam ist diesen beiden Methoden, dass die unbewussten Kräfte zur Selbstheilung und Veränderung angeregt werden sollen.

In der Hypnotherapie wird Hypnose angewandt, um einen Trancezustand zu erreichen. Diese hypnotische Trance ist ein entspannter Wachzustand, bei dem Muskelspannung, Herz- und Atemfrequenz messbar sinken, sich Funktionen des Hormon- und Immunsystem verändern und die Aufmerksamkeit des Patienten nach innen gelenkt wird. Auf diese Weise können innere Bilder deutlicher wahrgenommen und Erinnerungen aus dem Langzeitgedächtnis aktiviert werden. Im Verlauf einer hypnotherapeutischen Sitzung wird das Unbewusste des Patienten nach dem Einleiten des Trancezustands dazu angeregt, selbst Lösungen für das jeweilige Problem zu finden. Dazu kann der Klient in frühere Zeiten seines Lebens zurückversetzt werden oder es können Situationen, die in der Zukunft liegen, vorweggenommen werden. Zudem werden beispielsweise Schmerzen ausgeblendet bzw. abgeschwächt, fehlende Aspekte etwa per Suggestion ergänzt, in einen neuen Zusammenhang gestellt oder hinderliche Aspekte in einer neuen, sinnvollen Weise nutzbar gemacht.

Hypnotherapie ist heute bei einer Vielzahl von Indikationen angezeigt, unter anderem wurde sie hilfreich eingesetzt bei: Schmerzen, Migräne, Tinnitus, Autoimmunerkrankungen, chronischen Magen-Darm-Erkrankungen, Ängsten und Phobien, Depressionen, psychosomatischen Problemen und Belastungsstörungen wie Traumata, bei Herpes und Warzen, aber auch zur Unterstützung des Mentaltrainings (etwa von Sportlern und Führungskräften) und zur Veränderung von schädlichen Gewohnheiten wie Rauchen und übermäßiges Essen.

Die Ursprünge der Hypnotherapie reichen weit zurück. Trancezustände wurden bereits vor Jahrtausenden in schamanischen Behandlungen und im kultischen Rahmen zu Heilzwecken eingesetzt. In der Neuzeit entdeckte der deutsche Arzt Franz Anton Mesmer (1734–1815) die Hypnose um 1770 wieder und befreite sie vom rein mystisch-religiösen Charakter, indem er damalige exorzistische Heilungen als natürlich erklären konnte. Hier liegt wohl die Geburtsstunde der heutigen Psychotherapie. Im 20. Jahrhundert entwickelte Oskar Vogt (1870–1959) die Hypnose im deutschsprachigen Raum weiter und sein Schüler Johannes Heinrich Schultz (1884–1970) leitete aus ihr das Autogene Training ab.

Die moderne Hypnotherapie wurde maßgeblich von dem amerikanischen Psychiater Milton H. Erickson (1901–1980) geprägt. Er wich von den damals standardisierten Methoden ab und suchte für jeden Patienten einen eigenen, individuellen Ansatz. Grundlegend wurde seine neue Sicht auf das Unbewusste, das er als Reservoir positiver Ressourcen verstand.

GANZHEITLICH HEILEN

In die psychotherapeutische Richtung der Medizin hatte es mich schon in den 1960er Jahren gezogen, und als sich die Möglichkeit ergab, oder richtiger gesagt, nachdem ich mir diese Möglichkeit erkämpft hatte, fuhr ich 1972 nach Moskau zu einem Seminar des damals führenden russischen Psychotherapeuten, Professor W. E. Roshnov. Er war für seine donnernde Stimme und durch eine Vielzahl veröffentlichter Artikel und Bücher bekannt, und zog die teilnehmenden Ärzte durch seine unglaubliche Energie in seinen Bann. Die meisten von uns waren erfahrene Fachärzte für Innere Medizin und arbeiteten in staatlichen Krankenhäusern. Viele konnten kaum glauben, dass sich eine Reihe von Krankheiten auch ohne Medikamente heilen ließen. Das sah für sie nach Magie aus, und als der Professor sagte, dass man die Wirkung von 50 Prozent aller Medikamente der Autosuggestion zuzuschreiben habe, hielten einige Kollegen das für ausgemachten „Blödsinn". Wie viel Wahrheit tatsächlich in dieser Aussage steckt, das wurde mir erst nach Jahren ärztlicher Praxis klar ...

In den 1980er Jahren hatte ich – in Kertsch auf der Halbinsel Krim, als meine Frau und ich ihre Eltern besuchten – ein Erlebnis, das mir deutlich vor Augen führte, dass Heilung mehr braucht als die reine Behandlung der Symptome. Wir kamen vom Strand zurück und gingen, müde von der Sonne, eine Allee entlang, die vom städtischen Krankenhaus in Richtung Stadt führte. Auf einmal hörten wir hinter uns jemanden schwer atmen und stöhnen. Ich drehte mich um und sah, wie sich eine Frau mittleren Alters mit gesenktem Kopf an einen Baum lehnte.

Als ich sie fragte, ob sie Hilfe brauche, schüttelte sie den Kopf, lächelte schwach und entgegnete: „Vielen Dank für Ihr Angebot. Ich bin zehn Tage im Krankenhaus behandelt worden und bin jetzt auf dem Weg nach

Hause. Ich habe viele Medikamente bekommen und lang im Bett gelegen, deshalb fühle ich mich jetzt so schwach. Ich habe ein Magengeschwür und in letzter Zeit hatte ich sehr starke Schmerzen."

„Ich hoffe, Sie haben jetzt keine Schmerzen mehr", sagte ich besorgt.

„Nein, Schmerzen hab ich fast keine mehr, aber ich fühle mich sehr schwach und mir ist unglaublich schwindelig. Ich habe oft das Gefühl, nicht genug Luft zu bekommen, und mein Herz schlägt dann wie wild."

„Wie kann das denn sein?", fragte mich meine Frau später. „Diese Frau war doch im Krankenhaus, sie wurde wegen ihrer Erkrankung behandelt. Also sollte sie sich jetzt doch besser fühlen ... gesund, munter und gut gelaunt sein. Stattdessen kann sie kaum gehen!"

Diese Begegnung bestärkte mich in der Überzeugung, dass man nicht die verschiedenen Symptome einer Person, sondern den Menschen als Ganzes betrachten und heilen muss – dass sein Körper, sein Geist und seine Seele als Einheit betrachtet werden sollten.

Dieser Vorstellung hingen viele Ärzte in den 1980er Jahren an und so ließ das sowjetische Gesundheitsministerium in vielen Kliniken Abteilungen für Psychotherapie einrichten, in die Patienten nach gründlicher Untersuchung durch die Oberärzte der verschiedenen Fachabteilungen überwiesen werden konnten, wenn die medikamentöse Behandlung über längere Zeit zu keinem positiven Ergebnis geführt hatte und ein Zusammenhang mit einem Psychotrauma anzunehmen war. Das war ein Durchbruch! So stellte sich zum Beispiel heraus, dass *bei regelmäßiger Behandlung* Magengeschwüre in einigen Fällen ohne Medikamente geheilt werden können, der Blutdruck im Anfangsstadium ohne Medikamente gesenkt oder erhöht werden kann und man Schmerzen im Rücken und in den Gliedern auch ohne Spritzen lindern kann ... Diese Psychotherapie durfte nur von ausgebildeten Ärzten durchgeführt werden. Und so absolvierte ich Fortbildungen in diesem Bereich an der Moskauer Psychotherapeutischen Klinik.

THEORETISCHER EXKURS

Suggestion und Autosuggestion – Beeinflussen zum Guten

Die Beeinflussung unseres Fühlens, Denkens und Handelns wird in der Psychologie als „Suggestion" bezeichnet. Dabei kann zwischen einer Autosuggestion, der Beeinflussung durch sich selbst, und der Heterosuggestion, der Beeinflussung durch andere, unterschieden werden. Im allgemeinen Sprachgebrauch wird als Suggestion sowohl die Durchführung als auch das Ergebnis einer solchen Beeinflussung bezeichnet. Im Rahmen einer Hypnotherapie werden Suggestionen eingesetzt, um im Zustand der Hypnose positive Veränderungen im Bereich der Gesundheit und der Lebensumstände zu bewirken.

GESUNDE REAKTIONSMUSTER AKTIVIEREN

Als ich noch in der Sowjetunion lebte und arbeitete, wurde der Bruder der Chefärztin Klawdia Jegorowna, die selbst eine sehr erfahrene und kluge Therapeutin war, in unsere Klinik eingeliefert.

„Mein Bruder hat *Polyarthritis.* Er leidet unter ständigen starken Schmerzen in den Gelenken und kann in letzter Zeit nur noch mit Krücken gehen. Sogar *Ibuprofen* hilft ihm nicht mehr. Ich liebe meinen Bruder sehr ... Er hat niemanden außer mir, und ich weiß nicht, wie ich ihm Erleichterung verschaffen kann. Wir haben alles ausprobiert, sogar Akupunktur ... aber nichts hat geholfen", erzählte sie betrübt. (Zu jener Zeit wurde diese chinesische Methode gerade populär.)

Nach diesem Gespräch betrat ich sein Krankenzimmer, gab ihm die Hand, was damals nicht üblich war, und stellte mich vor.

„Guten Tag, Herr Doktor, ich habe schon viel von Ihnen gehört", sagte er zu mir. „Es spricht sich herum, dass Sie mit Hypnose heilen und dass Sie sehr vielen Menschen geholfen haben. Meine Schwester schätzt sie sehr. Ich habe sie gebeten, mit Ihnen zu sprechen und Sie um Hilfe zu bitten."

Und so unterhielten wir uns eine Weile. Der Patient war 69 Jahre alt. In jungen Jahren war er an der Front gewesen. In der Nähe von Moskau hatte er ein Schädel-Hirn-Trauma erlitten. Viele Jahre kämpfte er mit Schlafstörungen. In letzter Zeit waren sie noch schlimmer geworden, er war noch nervöser geworden und hörte jedes auch noch so leise Geräusch. Schlafmittel halfen ihm nicht. Ich fragte ihn, welchen Dienstgrad er habe.

„Major der Reserve Batuchtin!“, antwortete er mir in einem militärischen Ton.

Und urplötzlich – ich wusste selbst nicht, was in mich gefahren war – stand ich von meinem Stuhl auf und sagte ganz fest und in lautem Befehlston zu ihm: „Major Batuchtin, ich, General Matenko, befehle Ihnen, Moskau zu verteidigen, den Gegenangriff zu führen und die strategische Höhe zu besetzen. Morgen, genau um 9 Uhr, erscheinen Sie in voller Kampfausrüstung bei mir im Sprechzimmer!“

Ich drehte mich um und verließ den Raum, ohne mich zu verabschieden. In dieser Nacht schlief der Patient zum ersten Mal seit langer Zeit fest. Nach einer Woche mit verschiedenen Suggestionen wie: „Ihre Schmerzen werden immer weniger und weniger ... Es ist Zeit, zum Angriff überzugehen“ ging er nur noch selten an Krücken und schlief nachts immer besser. Als er nach zwei Wochen aus dem Krankenhaus entlassen wurde, fühlte er sich deutlich wohler und vitaler. Auf den Weg nach Hause machte er sich ohne Krücken …

In diesem konkreten Fall erkläre ich den Erfolg der folgenden Behandlung damit, dass zu Beginn die mobilisierenden Signale: „Heimat, Moskau, Angriff, strategische Höhe“ das bestimmte Muster im Gehirn des ehemaligen Offiziers aktivierten, der es gewohnt war, zu handeln. Die dadurch neu gebildete dominante Reizbildungsquelle überlagerte das Schmerzprogramm in seiner Großhirnrinde. Das menschliche Gehirn kann man mit einem Computer vergleichen. In den Memoiren eines Kriegsgenerals habe ich gelesen, dieser habe einen Offizier gekannt, der seine Soldaten heldenmütig zum Angriff geführt und seine Schulterverletzung erst nach dem Gefecht bemerkt habe ...

Allerdings ist es nicht so, dass autoritäres Auftreten bei einem Schmerzsyndrom immer der richtige Weg ist und funktioniert. Ganz im Gegenteil: Was funktioniert, hängt allein von den Erfahrungen des Patienten und seiner Persönlichkeit ab. Einmal schickte mir die Chefärztin der Klinik in Tallinn eine Patientin mit einer unspezifischen Art von *Polyarthritis*. Meine Kollegin hatte den Verdacht, dass die Frau gerade in eine Depression hineinrutschte. Die Patientin war vierzig Jahre alt und arbeitete in einer Schmuckfabrik. Seit Monaten waren ihre Fingergelenke geschwollen. Sie konnte ihre Finger nur noch wenig krümmen ... und selbst das kostete sie Mühe und war äußerst schmerzhaft. Ihr war *Prednisolon* verschrieben worden, aber das Medikament hatte den Prozess nicht stoppen können. Ich erfuhr, dass ihr Mann, ein Seemann, sie mit einer anderen Frau betrog und dass sie mit ihren kleinen Kindern und ihrer schwerkranken Mutter zusammenlebte. Ich fragte die Patientin, wie sie mit dieser Situation umzugehen gedenke. Und sie antwortete verlegen, dass sie mit ihren Händen jetzt nicht mehr als Goldschmiedin in der Fabrik arbeiten könne, denn das sei eine sehr feine Arbeit, einen anderen Beruf habe sie aber nicht gelernt. Sie sei jetzt wohl gezwungen, sich darum zu kümmern, dass sie als erwerbsunfähig anerkannt wird.

Meine nächste Frage war: „Aber wovon werden Sie denn leben? Wo wollen Sie das Geld hernehmen? Ihre Mutter bekommt doch auch nur eine kleine Rente, die Kinder müssen ernährt und eingekleidet werden. Sie sind doch erst vierzig Jahre alt, und wenn Sie nichts unternehmen, dann erwartet Sie mit Ihrer kleinen Rente ein Leben, in dem das Geld wahrscheinlich nur für die allernotwendigsten Dinge reichen wird."

„Doktor", sagte sie und begann zu weinen, „ich weiß keinen Ausweg!"

Ich hatte sie während unseres Gespräches genau beobachtet und schätzte ihre Persönlichkeit so ein, dass wir die Sache gewinnen konnten, und so entgegnete ich: „Es gibt nur einen einzigen Ausweg: Vergessen Sie alle Kränkungen, alle Verletzungen und werden Sie gesund!"

„Aber wie soll ich das machen?", wollte sie wissen.

„Sie haben mir doch selbst erzählt, dass Sie in Ihrer Jugend viel Sport getrieben haben, dass Sie Leistungssportlerin waren und an Wettkämpfen teilgenommen haben. Erinnern Sie sich einfach, wie Sie sich beim Wettkampf gefühlt haben, welche Gefühle Sie hatten, wenn Sie auf dem Siegertreppchen standen!", antwortete ich.

Die Patientin lächelte ein wenig: „Ja, ich war damals so lebendig."

„Aber diese Reaktionsmuster sind nicht verschwunden. Sie sind in Ihrem Unbewussten gespeichert. Sie brauchen nur den Staub der vergangenen Jahre ein bisschen abzuschütteln. Verstehen Sie?"

„Ja", hörte ich sie sagen, und sie machte dabei große Augen.

„Geschafft. Sie lebt!", dachte ich bei mir. „Alles andere ist nur eine Frage der Zeit."

Nachdem wir ungefähr eine Woche miteinander gearbeitet hatten, kam eine Praktikantin mit folgenden Worten auf mich zu: „Doktor Matenko, welche Therapie bekommt unsere Kranke? Ihre Blutwerte sind deutlich besser geworden und die Gelenke schwellen ab."

„Ich arbeite mit Hypnose", antwortete ich.

Erstaunt und ungläubig sah sie mich an und fragte: „Und was bekommt sie außerdem?"

Viele Jahre lang gratulierte mir die Patientin, eine schöne und starke Frau, noch zum Geburtstag. Sie arbeitete wieder und war mit ihrem Leben zufrieden.

THEORETISCHER EXKURS

MOBILISIERENDE SIGNALE IN DER HYPNOTHERAPIE

Ein äußerer oder ein innerer Reiz, der einen emotionalen Zustand hervorruft und an ein „festgefahrenes", starres bzw. automatisiertes Reiz-Reaktions-Muster anknüpfen kann, wird als „mobilisierender Reiz" bezeichnet. Das können bestimmte Worte, Gesten oder Sinneswahrnehmungen wie Gerüche sein. Sie ermöglichen es dem Therapeuten, über einen „Anker" ein festes Reiz-Reaktions-Muster zu verändern, ein neues Verhalten zu konditionieren oder Speicherungen im Schmerzgedächtnis zu löschen.

HEILEN DURCH FASTEN UND PSYCHOTHERAPIE

In Zusammenhang mit der Behandlung verschiedener Formen von Polyarthritis erinnere ich mich an einen Mann ... Er war 39 Jahre alt und war Produktionsleiter in einem großen Werk. Seine Geschichte lebt in meinem Gedächtnis als leuchtendes Beispiel für die Solidarität von Menschen und ist einfach sehr bemerkenswert, was die Dramatik der Ereignisse angeht. Einige seiner Mitarbeiter suchten mich eines Tages auf.

„Boris ist ein guter Chef. Die Arbeiter lieben ihn wie einen der ihren. Aber wegen der starken Schmerzen in den Gelenken kann er jetzt nicht mehr stehen und nicht mehr gehen. Nachts schläft er nicht mehr vor Schmerzen. Seine Frau geht inzwischen nicht mehr arbeiten; sie ist zu Hause und kümmert sich um ihn wie um ein kleines Kind. Die Ärzte geben ihm starke Hormonpräparate, aber Boris fühlt sich immer schlechter. Tun Sie bitte etwas! ... Tun Sie alles, was in Ihrer Kraft steht! Wir verlassen uns auf Sie. Er wurde bereits als erwerbsunfähig eingestuft. Jetzt ist er 100 Prozent schwerbehindert. Das bedeutet wohl, dass die Ärzte ihn aufgegeben haben ...", ergriff einer von ihnen das Wort.

„In der Medizin geschehen zwar nur sehr selten Wunder, aber ich will es versuchen. Wie kann er denn in meine Praxis kommen?"

„Wir werden ihn tragen, abwechselnd ... das haben wir schon beschlossen", bekam ich zur Antwort.

Boris Tschermjanin war in der glücklichen Situation, die Unterstützung von etwa tausend Werksangehörigen zu haben, die ihrem Kollegen helfen wollten und für ihn da waren wie eine Familie. Das war eine beispiellose kollektive psychotherapeutische Arbeit. Und sie alle wurden unterrichtet über die Behandlungsergebnisse und besprachen sie auch miteinander. Durch seinen Optimismus und Charme gewann Boris meine Sympathie schon beim ersten Treffen: Ich wollte ihm tatsächlich gern helfen.

„Zeigen Sie mir bitte nur den Weg, sagen Sie, was ich tun soll, und ich werde alles machen ...", versicherte er mir. Sein Gesicht war vor Schmerz verzogen.

Zu jener Zeit begann ich gerade, Fastenkuren als Behandlungsmethode einzusetzen. Davor hatte ich das Krankenhaus Nr. 68 in Moskau besucht, wo Professor Nikolaev, der zu den Wegbereitern dieser Methode gehörte, eine Station leitete. Ich entschied, diese Methode mit meinem neuen Patienten auszuprobieren.

„Boris, wir können die Situation nur ändern, wenn wir eine außergewöhnliche Stressbelastung für Ihren Stoffwechsel schaffen. Das machen wir durch eine Fastenkur, die einige Wochen dauern wird. Gleichzeitig aktiviere ich mit Hypnose und Akupunktur Ihr Immunsystem und Sie fördern die Entschlackung, indem Sie viel trinken. Das Cortison dürfen wir aber nicht sofort absetzen. Wir werden es langsam ausschleichen, wenn sich Ihr Schlaf geregelt hat und Sie sich wieder etwas kräftiger fühlen."

Am Anfang erlebte Boris einige sehr schwere Wochen. Einige Male wurde er von starkem, nicht enden wollendem Brechreiz geplagt. Von Zeit zu Zeit wurden die Schmerzen in seinen Gelenken so heftig, dass er mit den Zähnen knirschte. Seine Frau kümmerte sich um ihn, stand ihm bei und pflegte ihn so gut, wie sie konnte. Dieser tapfere Mann ertrug alle Schmerzen und Leiden standhaft und versuchte auch noch, mich zu beruhigen, indem er beispielsweise zu mir sagte: „Machen Sie sich keine Sorgen, Herr Doktor, wir werden es schon schaffen!"

Dann kam der Wendepunkt: Boris begann wieder ein bisschen zu schlafen, er hatte etwa drei Kilo abgenommen, seine Schuppenflechte, die ihn zusätzlich geplagt hatte, wurde besser, und das Wichtigste war: Die Schmerzen in seinen Gelenken ließen nach. Er konnte jetzt schon aufstehen und mit der Hilfe seiner Frau ein paar Schritte durchs Zimmer gehen. Mit anderen Worten: Er begann wieder zu leben. Jetzt konnten wir endlich mit der Akupunktur anfangen.

Während der gesamten Dauer der Therapie wurde er von seinen Arbeitskollegen abwechselnd zu mir gebracht, anfangs auf einer Bahre, später konnte er schon, gestützt auf jeweils zwei Kollegen, selbst in meine Praxis kommen. Nach zwei Monaten kam Boris allein – ohne sich auf jemanden oder etwas zu stützen. Zu dieser Zeit begann er auf meine Empfehlung hin mit vorsichtigen Kniebeugen. Ein halbes Jahr später konnte er bereits leichte Arbeiten in seiner Firma übernehmen – und das als zu 100 Prozent Schwerbehinderter, was an sich völlige Erwerbsunfähigkeit bedeutete!

Über diesen ungewöhnlichen, außerordentlich willensstarken Mann, der sich wie Phönix wieder aus der Asche erhob, schrieb sogar die regionale Zeitung einen Artikel.

Nach diesem Erfolg hatte ich das Gefühl, dass sehr viel mehr in der Arbeit mit Menschen möglich ist, als man denkt. Ich habe bis heute noch vor Augen, wie nervös die Krankenschwestern, die einen Patienten in der Nacht zuvor bei einem schweren Asthmaanfall erlebt hatten, wurden, als ich ihn dazu aufforderte, einige schnelle Schritte zu gehen. Aber nach diesen Schritten hatte der Asthma-Patient ein Gefühl dafür, dass alles gar nicht nur schlimm war, dass er noch Kraft hatte und sein Bronchialasthma erfolgreich bekämpfen konnte, dass er folglich wieder arbeiten können und sich selbst nicht verlieren würde.

Ich erinnere mich auch an einen anderen Patienten mit Asthma, der Angst hatte, schnell zu laufen. „Ich ersticke dann vielleicht und das war's dann mit mir", sagte er. Ich konnte ihn überreden, einen Flur, der fünfzig Meter lang war, entlangzulaufen.

THEORETISCHER EXKURS

Das Milton-Modell – mit Ungenauigkeit und Verwirrung die Selbstheilungskräfte aktivieren

Auf der Grundlage der praktischen Therapie- und Trancearbeit des amerikanischen Psychiaters und Hypnotherapeuten Milton H. Erickson entstand das Milton-Modell. Der Begründer der modernen Hypnotherapie versuchte, für jeden Patienten einen individuell auf ihn zugeschnittenen Weg zur Behandlung und Tranceführung zu finden. Aus seinen Therapieprotokollen extrahierten Richard Bandler (geb. 1950) und John Grinder (geb. 1939), die Begründer des neurolinguistischen Programmierens (NLP), sprachliche Muster und Gemeinsamkeiten, die Erickson eingesetzt hat. So entstand aus der eher intuitiven Arbeit von Erickson ein Kommunikations-Modell, das zeigt, wie durch gezielt ungenaue Sprachmuster die Aufmerksamkeit beschäftigt wird, um so das menschliche Unbewusste für eine Trance zu öffnen. Dazu werden unter anderem Informationen bewusst weggelassen, unbestimmte Inhaltsbezüge, ungenaue Vergleiche, Bewertungen ohne Bezug, verzerrte zeitliche und kausale Satzverknüpfungen verwendet.

Durch die automatische Suche nach Vervollständigung der Informationen soll das Unbewusste des Klienten in die Lage versetzt werden, selbst eine Lösung des Problems finden. So erzählte Erickson in einer Sitzung, in der er eine Frau mit Essstörungen in Trance behandelte, eine verwirrende Metapher über Gärten und das Wachstum von Tomatensträuchern. Das Hobby dieser Frau war die Gartenarbeit. Sie konnte nachvollziehen, dass Tomatensträucher ausreichend Wasser und Nährstoffe brauchen, um wachsen und gedeihen zu können. Ihrem Unbewussten gelang es dank der Geschichte, diese Einsicht auf sich zu übertragen und sich von den Essstörungen befreien.

ANGST – DER TIGER IM NACKEN

Mir war schon lange klar, dass die Angst des Patienten vor der Krankheit seinen psychischen und selbstverständlich auch seinen körperlichen Schutz lähmt.

Ein bekannter Heilpraktiker und Doktor der Biologie wurde von seiner Frau mit dem Auto zu mir in die Praxis gebracht. Er selbst konnte nicht fahren, denn er litt an starken Kopfschmerzen und Schwindelgefühlen, hatte Herzklopfen und große Angst, die Kontrolle zu verlieren. Das erste, was er in der Sprechstunde sagte, war: „Doktor Matenko, helfen Sie mir, bitte, ich kann nicht mehr, so will ich nicht weiterleben! Ich habe immer wieder das Gefühl, dass es bald zu Ende geht mit mir. Ich habe mich entschlossen, nicht mehr zu arbeiten und meine Praxis zu schließen. 25 Jahre lang habe ich den Menschen geholfen, ihre Krankheiten zu lindern und mit ihren Leiden fertig zu werden, aber ich konnte nicht ahnen, dass es mir selbst auch einmal so gehen würde. … Bitte, helfen Sie mir! …"

Aufmerksam hörte ich mir seine Krankengeschichte an: Vor einem Jahr hatte er eine starke Grippe bekommen. Die Krankheit hatte lange gedauert, trotzdem hatte er weitergearbeitet, und zwar etwa zehn Stunden am Tag. Bald begann er, sich schwach zu fühlen und Schmerzen in der Herzgegend zu spüren. Es wurde immer schlimmer, er ließ sich aber trotzdem nicht untersuchen. Als sportlicher Mann – er hatte früher Fußball gespielt – war er nicht es gewohnt, seine Aufmerksamkeit auf körperliche Schwächen zu lenken. Außerdem musste er die Raten für das Haus bezahlen. … Doch irgendwann bestand seine Frau darauf, dass er ein EKG machen ließ.

Der Kardiologe diagnostizierte ein Präinfarkt-Syndrom. Im Krankenhaus wurde festgestellt, dass zwei der Gefäße, die das Herz mit Blut versorgen, verschlossen waren. Es wurde ein Katheter eingeführt und die Gefäße wurden mithilfe eines Stents so weit offen gehalten, dass das Blut wieder hindurchfließen konnte. Die Ärzte versicherten ihrem Patienten, dass mit seinem Herzen jetzt alles in Ordnung sei. Aber das Gefühl der Besorgnis und inneren Unruhe verließ ihn nicht mehr. Beruhigungsmittel wirkten wenig. Er bekam Schlafstörungen. Eines Tages, als er am Steuer saß, wurde ihm auf einmal schwindelig, er bekam Angst und bat seine Frau weiterzufahren. Von nun an fürchtete er sich, selbst Auto zu fahren. Dann kamen – ohne ersichtlichen Grund – nächtliche Panikattacken.

Diesen Patienten würde ich als einen sehr zurückhaltenden, vorsichtigen Menschen beschreiben, der ein hervorragendes Gedächtnis besaß. Und so gelang es uns gemeinsam, den Ursprung seines gegenwärtig so beklagenswerten Zustandes aufzuspüren: Während des Krieges war seine Heimatstadt bombardiert worden und seine Mutter hatte sich mit ihm in einem Keller versteckt. Das ganze Haus wurde von Explosionen erschüttert, und die Mutter, die mit ihm im dunklen Keller saß, bekreuzigte sich immer wieder und wiederholte nur: „Lieber Gott, rette mein Kind!“ Der Junge aber zitterte vor Angst.

Dieser Patient hatte Gott sei Dank ein wirklich gutes Erinnerungsvermögen, das ihm beim Lernen und in anderen Bereichen des Lebens immer geholfen hatte. Doch jetzt, wo er krank war, spielte es ein böses Spiel mit ihm: Er erzählte mir, dass er Alpträume habe, in denen er deutlich das Pfeifen von explodierenden Bomben und Granaten höre. Sogar den Keller, in dem sie gesessen hatten, konnte er noch bis ins kleinste Detail beschreiben …

Von unseren ersten Lebenstagen an beginnt unser Biocomputer automatisch, alles zu speichern, was in unserem Organismus und in unserem Lebensumfeld vor sich geht. An und für sich ist Angst ein biologisch zweckmäßiges und dem Überleben dienliches Gefühl. Es wird durch die

Ausschüttung spezieller Nebennierenhormone, der sogenannten *Katecholamine*, ausgelöst. Wenn das Kind reale Gründe für Angst spürt oder sieht, hat das eine starke Wirkung auf die Formung seines Charakters und kann sich in einzelnen Fällen im Unbewussten festsetzen. Zum Glück war dieser Mann ein neugieriger, begabter Mensch mit hoher Suggestibilität. Er konnte leicht in die hypnotische Trance eintauchen, die man als „Hypotaxie“ bezeichnet und die nicht von allen Menschen erreicht wird. Hypnose half ihm, seine Situation innerhalb von eineinhalb Monaten in den Griff zu bekommen.

THEORETISCHER EXKURS

Suggestibilität – Nur wer auch beeinflussbar ist, kann hypnotisiert werden

Die innere Bereitschaft eines Menschen, unbewusst oder bewusst auf eine Suggestion zu reagieren und somit beeinflussbar zu sein, wird als „Suggestibilität" bezeichnet. Sie wird als ein Persönlichkeitsmerkmal verstanden, das bei Kindern generell hoch ist und im Laufe des Lebens abnimmt. In Zuständen körperlicher Schwäche und bei Müdigkeit erhöht sich die Suggestibilität. Ein Mindestmaß an Suggestibilität ist die Voraussetzung, damit überhaupt eine hypnotische Trance eingeleitet werden kann. Der Therapeut erkennt die Hypnotisierbarkeit beispielsweise an typischen Körperreaktionen seines Patienten bei der Einleitung der Trance – so etwa an der veränderten Atemfrequenz, Muskelspannung und Hauttemperatur. Diese Körperwerte und die Gehirnströme verändern sich messbar, was sich im Falle der Gehirnströme im EEG (Elektroenzephalografie) zeigt. Für einen Trancezustand sind kurzwellige Alpha-Rhythmen in den Gehirnwellen typisch.

PROGRAMMIERUNGEN IM BIOCOMPUTER LÖSCHEN

Es passiert sehr oft bei Menschen mit gutem Gedächtnis, deren Arbeit Disziplin, Geduld und Konzentration verlangt, dass pathologische Programme, die als Resultat extrem stressbeladener Ereignisse entstehen, im Unbewussten gespeichert bleiben. So war es zum Beispiel bei einer 56-jährigen Patientin, die als Zuschneiderin in einem Modeatelier arbeitete. Sie kam zu mir, weil sie unter Wechseljahresbeschwerden litt. Hitzewallungen und damit verbunden extreme Schweißausbrüche machten ihr schwer zu schaffen. Das Atelier, in dem sie arbeitete, wurde von einer reichen Klientel mit hohen Ansprüchen besucht, insofern musste sie immer frisch und attraktiv aussehen und angenehm riechen. Die Dame hatte schon verschiedene Pflaster und Hormonkapseln ausprobiert, aber geholfen hatte das wenig.

Ich hatte schon früher mit Frauen gearbeitet, die an vegetativen Dysfunktionen litten, und mithilfe von Hypnotherapie war es sehr oft gelungen, diese in den Griff zu bekommen. Auch hier war die Suggestibilität der Patientin ausreichend – sie gehörte ja einem künstlerischen und daher eher emotionalen Menschentypus an – und nach eineinhalb Monaten intensiver Therapie trat eine deutliche Verbesserung ihres Zustandes ein. Sie begann, ruhiger zu schlafen, die Schweißausbrüche wurden deutlich schwächer und ließen mit der Zeit fast ganz nach.

Ich hätte diesen Fall gar nicht erwähnt, wenn ich während der Gespräche mit der Patientin nicht bemerkt hätte, dass die Finger ihrer linken Hand leicht zitterten. Ich fragte sie selbstverständlich, woher das komme.

„Oh, ich habe mich schon daran gewöhnt“, antwortete sie. „Immer, auch wenn ich nur ein bisschen aufgeregt bin, beginnt dieser ‚Tanz‘. Das habe ich jetzt seit dreißig Jahren. Ich war schon bei Neuropathologen und habe mich untersuchen lassen. Es ist wohl keine Parkinsonkrankheit“, erklärte sie mir.

„Aber Sie sind doch Zuschneiderin, dieses Zittern stört sie doch sicherlich bei der Arbeit?“, hakte ich nach.

„Natürlich. Aber was kann ich denn machen, wenn die Ärzte die Ursache nicht herausfinden?!“, gab sie zurück.

Ich führte meine Patientin in einen Trancezustand, und wir begannen gemeinsam, danach zu suchen, was vor dreißig Jahren mit ihr geschehen war. Endlich wurden wir fündig: Als ihr Mann einmal auf einer Dienstreise gewesen war, war sein Freund zu ihr nach Hause gekommen, um sie besuchen. (An dieser Stelle muss ich sagen, dass die Dame sehr sympathisch und attraktiv war.) Sie bot ihm Tee an und sie plauderten eine ganze Weile miteinander ... Es wurde spät, und auf einmal begann der Mann, sich ihr auf grobe und zudringliche Weise zu nähern. Er umarmte und küsste sie. Das kam für sie ganz plötzlich und unerwartet, denn der Besucher war ein Freund der Familie und oft bei ihr und ihrem Mann zu Gast gewesen. In dieser Situation hatte sie zwar Angst, war aber trotz der Verwirrung geistesgegenwärtig genug, den zudringlichen Kerl kräftig ins Gesicht zu schlagen. Sie traf die Nase und die blutete stark. Sie versuchte, die Blutung zu stoppen, und wischte später die Blutstropfen vom Boden auf. Als „der Freund der Familie“ gegangen war, saß sie auf dem Boden und zitterte am ganzen Körper wie Espenlaub. Sie wanderte die ganze Nacht durchs Haus, fand keine Ruhe und trank schließlich ein halbes Glas Baldriantee. Doch sie konnte in der Nacht nicht schlafen. Sie liebte ihren Mann und erzählte ihm alles, aber über diesen Vorfall verlor sie ihm gegenüber kein Wort.

Seit dieser Zeit hatte die innere Unruhe sie nicht mehr verlassen. Die Patientin begann, unter Kopfschmerzen und erhöhtem Blutdruck zu leiden. Das Unangenehmste war, dass die Finger ihrer linken Hand leicht zitterten. Das machte ihr Angst. Sie fürchtete, dass sie schwer erkrankt sein könnte, und suchte einen Neuropathologen auf, der aber nichts Ernstes fand und „vegetativ-zirkulatorische Dystonie“ diagnostizierte.

Bis zu diesem Zeitpunkt hatte die Patientin ein schönes Leben gehabt und war zufrieden gewesen. Ihr Beruf hatte ihr Freude gemacht und privat war sie eine wunderbare, liebenswürdige Ehefrau gewesen. Mit einem Mal begannen diese Probleme, dieses leichte Zittern, das sie mittlerweile seit Jahren begleitete ...

In Anbetracht unserer erfolgreichen Zusammenarbeit bei der Behandlung ihrer Hitzewallungen, schlug ich der Patientin vor, die Fingerbewegungen aus ihrem Biocomputer zu löschen, was uns mithilfe von neurolinguistischem Programmieren (NLP) gelang. Für mich war es interessant, die weitere Entwicklung der Patientin zu verfolgen, und so rief ich sie nach einem Jahr an. „Ich habe nie daran gezweifelt, dass meine Beschwerden sich wieder legen würden“, meinte sie, als ob der Heilerfolg eine Selbstverständlichkeit gewesen wäre. So stark, entschlossen und selbstsicher war diese schöne Frau!

THEORETISCHER EXKURS

Neurolinguistisches Programmieren (NLP) – ein umfassendes Modell menschlicher Kommunikation

Das „neurolinguistisch Programmieren“ umfasst eine Reihe verschiedener Kommunikationstechniken und Muster zur Analyse von Wahrnehmung und zu deren gezielter Veränderung. Dabei untersucht NLP zunächst die Muster oder „Programmierungen“, die durch die Interaktion zwischen dem Gehirn, der Sprache und dem Körper entstehen und die sowohl effektives als auch ineffektives Verhalten produzieren. In einem nächsten Schritt wird versucht, dieses Verhalten über das Unbewusste zu beeinflussen. Die Idee, die dahintersteht, ist, dass die Grundlage menschlichen Verhaltens Reiz-Reaktions-Ketten sind, die bewusst neu gestaltet werden können. Der deutsche Psychologe und Psychotherapielehrer Thies Stahl (geb.1950) formulierte unter anderem folgende NLP-Leitgedanken:

- Menschen reagieren nicht auf die äußere Realität, sondern auf ihre subjektive Abbildung der Wirklichkeit.
- Geist und Körper sind Teile des gleichen kybernetischen Systems und beeinflussen sich wechselseitig.
- Menschen verfügen über alle Ressourcen, die sie brauchen, um eine von ihnen angestrebte Veränderung zu erreichen.

Mithilfe von speziellen Techniken kann das individuelle Abbild der Wirklichkeit also verändert werden, was Einfluss auf den gesamten Menschen, auf seinen Körper und seinen Geist, hat. Diese NLP-Kommunikationstechniken können aber auch zur Umsetzung von Zielen in Geschäftsleben, Politik und so weiter eingesetzt werden.
NLP wurde Anfang der 1970er Jahre von dem damaligen Mathematikstudenten und späteren Psychologen Richard Bandler (geb. 1950) und dem Linguisten John Grinder (geb. 1939) an der *University of California* in Santa Cruz entwickelt. Sie analysierten verschiedene psychotherapeutische Ansätze, mit dem Ziel, ein Modell erfolgreicher sprachlicher Interventionen zu entwickeln. Dazu untersuchten sie die Therapieabläufe von drei damals sehr bekannten und erfolgreichen Therapeuten – dazu gehörten der Gestalttherapeut Fritz Perls, die Familientherapeutin Viginia Satir und der Hypnotherapeuten Milton H. Erickson. Aus dem, was sie über die Arbeit Ericksons herausfanden, entwickelten sie unter anderem das Milton-Modell. Später kamen Untersuchungen der Kommunikation erfolgreicher Künstler, Manager, Verkäufer und Pädagogen hinzu, was die Sammlung der NLP-Methoden erweiterte.
Heute wird NLP weniger als Bestandteil der psychotherapeutischen Arbeit betrachtet, sondern eher als allgemeines Modell menschlicher Kommunikation. Auf dem Weiterbildungsmarkt des Kommunikations- und Verhaltenstrainings gehört NLP zu den am weitesten verbreiteten Methoden.

BEI ALLERGIEN KANN HYPNOSE WUNDER WIRKEN

Vor meiner Übersiedlung nach Deutschland habe ich einige Jahre ein privates Zentrum in Tallinn geleitet, wo wir allergiekranke Kinder behandelten. Einmal kam eine Mutter mit ihrer fünfjährigen Tochter, bei der Fischgeruch innerhalb weniger Minuten eine allergische Reaktion mit Husten- und Erstickungsanfällen auslöste, in meine Sprechstunde. Das Sonderbare war, dass das Kind den Fisch auch schon roch, wenn die Kühlschranktür im Nebenzimmer geöffnet wurde. Bei den Anfällen schwollen die Schleimhäute in den Bronchien sehr rasch an und das Kind bekam keine Luft mehr. Die Notärzte kannten die Adresse dieser Familie schon ... Ich hatte eine schwere Aufgabe vor mir, die mit einem hohen Risiko verbunden war, denn wenn ich es nicht schaffte, die Erstickungsanfälle zum Verschwinden zu bringen, konnte die Sache ein trauriges Ende nehmen. Ich beschloss, das Risiko einzugehen. Zu Beginn versetzte ich das Kind immer wieder in einen Trancezustand und nahm eine Reihe beruhigender Maßnahmen vor, um seine Angst vor einem Erstickungsanfall abzubauen. Nach ein paar Wochen begann die Desensibilisierung ihres Organismus im Wachzustand. Ich bat die Mutter, in einer fest verschlossenen Dose ein paar Stückchen frischen Fisches mitzubringen. Dann sollte sie ihrer Tochter ein Stückchen Fisch unter die Nase halten, während ich dem Kind gleichzeitig mit fester Stimme befahl, den Geruch einzuatmen. Dabei hielt ich die Hand der Patientin fest in meiner Linken, meine Rechte aber lag auf dem Telefonhörer, damit ich sofort den Notdienst anrufen konnte, falls etwas schiefgehen sollte. Diese Prozedur wiederholten wir einige Tage, jedes Mal mit einer riesigen nervlichen Anstrengung für die Mutter und natürlich auch für mich. Allmählich nahm die Intensität der Erstickungsanfälle ab, bis sie schließlich ganz verschwanden.

Was aber war es gewesen, das mir die Zuversicht gegeben hatte, diese Methode auszuprobieren und anzunehmen, dass ich Erfolg haben könnte?

Ich hatte dieselbe Technik bereits einmal bei einer Frau angewandt, die in einer chemischen Reinigung arbeitete. Sie war zu mir gekommen, weil sie auf den (penetranten) Geruch eines neuen Reinigungsmittels sehr stark allergisch reagierte.

„Ich werde einfach krank bei der Arbeit mit diesem Mittel. So geht das nicht mehr weiter. Ich habe aber noch drei Jahre bis zur Rente."

Ich konnte mir gut vorstellen, mit ihr zu arbeiten, denn sie verfügte über eine gute Suggestibilität. Auf meine Bitte hin brachte sie mir in einem gut verschlossenen Glas ein Stück Watte mit, das sie zuvor mit diesem Mittel getränkt hatte. Der Geruch war wirklich furchtbar, auch für mich.

„Und Ihre Kollegen halten das aus?"

„Was sollen wir denn tun?! Wir werden dort gut bezahlt."

Nach einigen Desensibilisierungen unter Hypnose stieg bei der Patientin die Toleranz dem üblen Geruch gegenüber.

THEORETISCHER EXKURS

Desensibilisierung befreit von Allergien

Als „Desensibilisierung“ (auch „Hyposensibilisierung“ oder „Spezifische Immuntherapie“ genannt) bezeichnet man verschiedene Behandlungsmethoden in der Behandlung von Allergien. Dabei wird dem Patienten der normalerweise allergieauslösende Reiz wie Tierhaare, Pollen, Milben, Chemikalien oder Ähnliches in veränderter oder reduzierter Form verabreicht, um die darauf folgende Reaktion des Immunsystems zu beeinflussen und letztlich dessen Überproduktion von Antikörpern zu senken. Die sensible Reaktion auf das jeweilige Allergen bleibt in der Folge zwar meist bestehen, das Immunsystem reagiert jedoch jetzt nicht mehr so stark darauf … und damit sind die Beschwerden geringer oder bleiben ganz aus.
Der Allergiereiz für eine Desensibilisierung kann auf sehr unterschiedliche Arten gegeben werden. In der schulmedizinischen Therapie werden zuerst sehr geringe Mengen und dann langsam ansteigende Dosen eingenommen oder auf die Haut aufgetragen. In der Alternativmedizin wird auch eine homöopathisch aufbereitete Information des Reizes oder sogar eine nur noch „gespeicherte Information“ – wie bei der Bioresonanztherapie – verwendet. Außerdem kann auch eine bearbeitete kleine Blutmenge des Patienten als Reiz gespritzt werden (Eigenbluttherapie).
Bekannt ist, dass begleitend mit hypnotherapeutischen Methoden eine Symptomfreiheit erzielt werden kann. Dieser Effekt war sogar der Auslöser für die Erforschung desensibilisierender

Methoden durch den deutschen Internisten und Neurologen Karl Hansen (1893–1962). An der Universität Heidelberg erforschte er in den 1920er Jahren mithilfe der Hypnose psychophysische Wechselwirkungen unter anderem bei der suggestiven Beeinflussung der Magensäurebildung. Dabei gelang es ihm auch, Allergiepatienten unter Hypnose von ihren Symptomen zu befreien, dennoch blieben aber die Anitkörper-Reaktionen des Immunsystems langfristig bestehen. In den Folgejahren bis 1957 erforschte er daraufhin Möglichkeiten, um das Immunsystem gegen Allergiereize zu desensibilisieren.

MOTIVATION IST DAS A UND O

Der Mensch kann alles, wenn seine Motivation groß genug ist, das habe ich in meiner Praxis immer wieder erfahren. In diesem Zusammenhang brachten mich die Therapieerfolge bei der 22-jährigen Svetlana zum Staunen. Sie kam mit einem chronischen allergischen Schnupfen, unter dem sie schon länger als sechs Jahre litt, in meine Praxis. Später kamen noch Kopfschmerzen hinzu. Immer trug sie ein Spray bei sich, das ihre Nasenschleimhäute wieder abschwellen ließ, doch es half nur für kurze Zeit, dann ging die Nase wieder zu und sie konnte nicht atmen.

Erschwerend kam hinzu, dass bei Svetlana, bevor sie nach Deutschland übersiedelte, einige Male *Kauterisationen*, Verätzen der Nasenschleimhaut – eine schreckliche Methode, die früher üblich war, heute aber nicht mehr angewandt wird –, durchgeführt worden waren und die Nasenschleimhaut dadurch geschädigt war. Eine vollständige Heilung schien mir deshalb eher schwierig und darüber sprach ich vor der Behandlung offen mit meiner Patientin. Aber sie war optimistisch und wollte nichts unversucht lassen.

„Doktor, ich lebe mit meinem Freund zusammen, ich möchte ihn heiraten. Ich muss gesund werden. Diese rote, geschwollene Nase macht mich hässlich und stört mich. Meiner Freundin haben sie doch auch mit Hypnose helfen können. Sie hatte auch eine Allergie. Ich glaube an Sie und daran, dass es möglich ist. Bitte versuchen Sie es ...“, sagte Svetlana.

Dass sich ihr Zustand nach einiger Zeit bessern würde, wie das bei Kindern und jungen Menschen oft der Fall ist, davon ging ist fest aus, aber dass die Ödeme der Nasenschleimhaut nach zweieinhalb Monaten, in denen sie regelmäßig zu Hypnose- und Akupunktursitzungen zu mir kam, völlig verschwanden und die Nase dauerhaft frei wurde, hat mich überrascht, ganz im Gegensatz zu meiner Patientin.

„Ich wusste irgendwie, dass alles wieder gut werden würde", sagte Svetlana lachend beim Abschied zu mir. „Haben Sie bemerkt, dass meine Gesichtshaut auch reiner geworden ist? Mein Freund hat gestern zu mir gesagt: ‚Svetik, du siehst aus wie das blühende Leben!'

Dieser Fall und die folgenden Beispiele zeigen deutlich, wie eng unsere Rezeptoren mit dem Gehirnstamm und den subkortikalen vegetativen Zentren für Atmung und Stoffwechsel in Verbindung stehen.

Meine Mutter beispielsweise erzählte mir, dass sie auf Penizillin stark allergisch reagierte. Ihr Büro – sie war Chefärztin in einer Poliklinik im Ural – lag direkt neben dem Behandlungszimmer, in dem Penicillin-Spritzen vorbereitet wurden. Vor jeder Injektion zog die Krankenschwester etwas mehr als die angegebene Dosis Penizillin in die Spritze auf. Was zu viel war, ließ sie vorsichtig auf ein Wattebäuschchen tropfen. Meine Mutter nahm den Penicillin-Geruch hinter geschlossener Tür wahr.

Ein Beispiel aus der Tierwelt: Unsere Katze begann zu miauen und an der geschlossenen Zimmertür zu kratzen, sobald sie morgens roch, dass wir ihr in der Küche ihr Fressen vorbereiteten. So reagierte sie nur auf Fleisch.

Von einer solchen besonders feinen Wahrnehmung erzählten mir auch immer wieder Menschen, die unter Migräne-Anfällen litten. Während der Anfälle wurden diese Menschen schon von schwachen Gerüchen und Geräuschen besonders gereizt, die bei ihnen im Normalzustand keine Reaktion hervorriefen.

Das alles macht deutlich, dass unser Gehirn in bestimmten Situationen unglaublich empfindlich und aufnahmefähig sein kann – eine Eigenschaft, die man mit großem Erfolg während der hypnotischen Trance nutzen kann, um den Menschen in Richtung Heilung zu beeinflussen (wobei eine leichte Trance genügt …).

Theoretischer Exkurs

Tranceinduktion – eine Trance einleiten

Eine hypnotische Trance kann im Alltag (ungewollt) bereits durch monotone Umweltreize wie das Ticken einer Uhr sowie durch Meeresrauschen, den Rhythmus beim Tanzen und Trommeln oder das „Anstarren" eines Objekts geschehen. Soll eine Trance induziert, also gewollt herbeigeführt werden, so können direkte und indirekte Methoden unterschieden werden, wobei prinzipiell alle Sinne als Medium genutzt werden können: Sehen und Hören, aber auch Gerüche, Tastempfindungen und rhythmische Eigenbewegung sind als Reize möglich. In jedem Fall wird die Aufmerksamkeit auf eine Sache ausgerichtet oder durch einfache, die Aufmerksamkeit fordernde Tätigkeiten gebunden. Auf diese Weise verliert das Bewusstsein seine beherrschende Stellung und das Unbewusste wird direkt ansprechbar. Beispiele hierfür sind:

- Die Methode der Augenfixation, des „Anstarrens" eines Objekts, wodurch die Augenmuskeln ermüden und die Person leichter in Trance fällt. Sie gehört zu den direkten Methoden. Das kann das bekannte Fixieren eines Pendels, einer Uhr oder des Fingers sein. Auch Karten mit Komplementärfarben werden hier eingesetzt, bekannt auch als die „Tafeln von Chartres".
- Bei der Augen-Zähl-Methode zählt der Therapeut von hundert rückwärts und fordert den Klienten auf, seine

Augen bei geraden Zahlen zu schließen und sie bei ungeraden zu öffnen.

- Auch mit direkten sprachlichen Anweisungen kann zunächst eine Entspannung und dann eine Trance eingeleitet werden.
- Die indirekten Methoden sind meist längere sprachliche Führungen, die von geleiteten Meditationen bis zum sogenannten Milton-Modell, das verschiedene Sprachmuster nutzt, reichen.

Förderlich für das Einleiten einer Trance ist eine Atmosphäre von Sicherheit, Geborgenheit und Entspannung. Am Ende einer Sitzung muss die Trance wieder aufgelöst werden. Dies wird meist ebenfalls durch Suggestionen erreicht.

DIE FOLGEN VON SCHOCK UND NERVENSTRESS AUFLÖSEN

Heute rief mich ein Patient namens Vadim an. Der große, kräftig gebaute, dunkelhaarige Mann arbeitet als Techniker, ist 34 Jahre alt, mit einer bezaubernden Frau verheiratet und hat zwei Kinder. Er bat mich, seinen Termin zu verlegen, denn bis zu mir brauche er zwei Stunden, und sein Chef erlaube ihm nicht, heute früher zu gehen. Während unseres Gesprächs nahm ich wahr, wie anders, wie viel freier, seine Stimme klang ... Die gewohnte Anspannung und Steifheit in seinen Worten war verschwunden. Das bedeutet, dass die neurolinguistische Programmierung, die ich bei ihm durchführte, langsam Früchte trägt.

Vadim war vor etwa einem Monat zum ersten Mal zu mir in die Sprechstunde gekommen. Seine Hände und Füße konnte er keinen Moment still halten, die Finger drückte er so fest zusammen, dass die Knöchel weiß wurden, und wenn er sprach, presste er seine Worte mit Mühe aus sich heraus, so jedenfalls erschien es mir.

„Doktor, ich kann schon ein ganzes Jahr lang keine normale intime Beziehung mehr mit meiner Frau haben. Das alles hat sich so stark verändert ... Vor dem Beischlaf sehe ich sie mit einem anderen Mann, ganz deutlich, in allen Details, und dann ist meine Lust wie weggeblasen. Es ist so, als ob etwas in mir absterben würde. Ich bin dann niedergeschlagen, völlig kaputt und kann nicht einschlafen. Stundenlang stelle ich mir vor, wie sie es mit dem anderen treibt“, erzählte er.

Also begann ich, ihn ausführlich zu befragen, um die Ursache für seinen Zustand herauszufinden.

„Wenn ich Sie richtig verstanden habe, war die intime Beziehung mit Ihrer Frau in den ersten vierzehn Jahren Ihrer Ehe harmonisch und liebevoll?“, fragte ich nach.

„Ja, alles war wunderbar, ich habe sie vergöttert. Aber dann geschah etwas: Letzten Sommer waren wir eines Abends in einem Restaurant am Strand. Wir hatten beide viel getrunken und ich erzählte ihr – ich weiß selbst nicht, warum ich das gemacht habe – von den Beziehungen, die ich vor unserer Ehe hatte. Danach wollte ich auch von ihr wissen, mit wem sie früher zusammen gewesen war. Und da gestand sie mir nach ein paar schweigsamen Minuten, ein Freund von mir, den ich gebeten hatte, in den zwei Jahren, in denen ich in Stuttgart studierte, ein bisschen auf Irina ‚aufzupassen‘, habe sie ‚fast mit Gewalt genommen‘. Sie seien bei uns zu Hause gewesen, hätten viel getrunken … und sie erinnere sich kaum noch an das, was dann geschehen sei ...“

Als sie das aussprach, fiel Vadim in einen Schockzustand. In dieser Nacht konnte er nicht schlafen, ständig ging ihm der Verrat seiner Freundin – damals waren sie noch nicht verheiratet gewesen – und seines Freundes durch den Kopf. Am nächsten Tag war er in schlechter Stimmung, der Familienurlaub war verdorben.

Vor ein paar Monaten tauchten nun auch noch neue negative Gedanken auf, die ihm eingaben, wie vergeblich sein ganzes Leben sei. Allein seine kleinen Kinder hielten ihn noch am Leben, gestand er mir. Ich sah hier ein typisches Bild von exogener Depression.

Vadim wirkte gehemmt, verklemmt, stur, aber auch intelligent und willensstark auf mich. Des Weiteren fiel mir auf, dass er sehr langsam sprach. Sein Vater sei immer streng, schweigsam und verschlossen gewesen, erzählte er mir. Wenn er getrunken habe, habe er die Mutter vor den Augen seines Sohnes geschlagen. Das hat den Charakter des Jungen natürlich geformt. Später erlaubten ihm die Eltern lange nicht, zu heiraten, mit dem Argument, er sei noch viel zu jung.

Ich bat Vadim, seine Frau Irina für ein Gespräch zu dritt mitzubringen. Sie erzählte, dass sie Vadim kennengelernt habe, als sie neunzehn gewesen sei. Sie hätten einige Jahre lang in verschiedenen Städten gelebt. Monatelang hätten sie einander nicht gesehen.

Vadim habe an einer Fachschule für Technik studiert und sie an einer Medizinfachschule an einem anderen Ort. Wenn sie sich getroffen hätten, habe er ihr jedes Mal die Ehe versprochen, dann aber sei er wieder für lange Zeit verschwunden. Sie sei sich unter diesen Bedingungen trotz aller schönen Gefühle für ihn sehr unsicher gewesen, ob sie ihn wirklich heiraten sollte. Ihre Eltern hätten ihr geraten, sich anderweitig umzusehen. Und so sei es damals eben auch im alkoholisierten Zustand zu diesem blöden Vorfall gekommen. Und das sei auch zu einem Zeitpunkt geschehen, als Irina Vadim gesagt hatte, dass sie die Beziehung zu ihm abbrechen wolle. Und da sei er plötzlich zu ihr gekommen und habe ihr einen Heiratsantrag gemacht. Die Liebe sei dann wieder aufgeflammt, sie hätten geheiratet und seien zusammen nach Deutschland gegangen.

Als sie sich an das unglückselige Gespräch an jenem Abend am Strand erinnerte, sagte sie, dass Vadim sie damals mit seiner bohrenden Frage: „Hattest du vor unserer Hochzeit Sex mit einem anderen Mann?“, und seiner Dickköpfigkeit einfach auf die Palme gebracht habe.

Und jetzt war es meine Aufgabe, etwas für diese Familie – mit zwei Kindern, einem Vater, der sehr viel für seine Familie arbeitete und sie über alles liebte, und einer liebevollen, treu sorgenden Mutter – zu tun. Ich beschloss, hier eine aktivierende Hypnose mit neurolinguistischem Programmieren anzuwenden. Im Trancezustand stellte sich Vadim seinen lästigen Gedanken. Er stellte sie sich als scheußliche lebendige Wesen vor und vernichtete sie dann. Er riss die Bilder in seinem Kopf von der sexuellen Verführung seiner Freundin in Stücke.

Und eines Tages dann berichtete mir Irina am Telefon, dass ihr Mann sich verändert habe, er sei weniger reizbar und habe aufgehört, jeden Tag

Bier zu trinken, was in den letzten Monaten zu einer festen Gewohnheit geworden war.

Ich wollte wissen, wie Vadim den Verzicht auf Bier vertrage, und fragte ihn danach.

„Na ja, vor ein paar Tagen hab ich wieder Lust auf ein Fläschchen bekommen," entgegnete Vadim.

„Ich möchte Sie warnen: dem nachzugeben wäre sehr gefährlich. Sie standen schon am Anfang von chronischem Alkoholismus. Ich denke, Sie brauchen eine spezielle, auf den Alkohol bezogene und auf Sie zugeschnittene Hypnosesitzung."

Kurz darauf berichtete mir Vadim, dass seine Stimmung sich nun wieder verschlechtert habe. Ich erfuhr, dass seine Mutter ihm ab und zu Geld für die Behandlung gab und dass ihn das sehr bedrückte – warum das so war, das wurde erst während seines Trancezustands deutlich, als er mir das Folgende erzählte:

„Ich war sehr in Irina verliebt, wir waren beide neunzehn Jahre alt", erinnerte er sich und dabei standen ihm Tränen in den Augen.

Ich ließ ihn erst mal allein. Ich sagte, dass ich ihm ein Glas Wasser holen würde, und verließ den Raum. Aus dem Behandlungszimmer konnte ich sein Schluchzen hören. Ich wartete, bis Vadim sich wieder beruhigt hatte, bevor wir diese Sitzung fortsetzten.

„Doktor, ich denke, meine Mutter ist an allem schuld!", fuhr er fort. „Sie war es, die sich furchtbar aufregte, als ich von meinem Geld ein teures Parfüm für Irina kaufte. Ein Freund von mir hatte seiner Freundin auch dieses Parfum geschenkt. ‚So viel Geld für so ein Rotzmädchen zu vergeuden! Du bist doch noch viel zu jung für die Liebe. Lern erst mal etwas Anständiges! Mit euch beiden wird es sowieso nichts. Sie hat nicht unser Niveau.' Solche Worte habe ich damals zu Hause von meiner Mutter zu hören bekommen. Meine Eltern haben versucht, unsere Beziehung zu zerstören, und nutzten jede Gelegenheit ..."

Das Verhalten der Eltern hatte eine tiefe Spur in Vadims Unbewussten hinterlassen, ohne dass er sich zuvor an diese Vorfälle erinnert hatte. Das, was während unserer Hypnosebehandlung geschah, nennt sich „Katharsis“, eine Seelenreinigung. Danach verbesserte sich Vadims Zustand zusehends. Während unserer Gespräche lächelte er öfters, die Maske auf seinem Gesicht verschwand allmählich. Er selbst erzählte mir eines Tages sogar, dass seine Gesichtshaut weicher und reiner werde.

Etwas später berichtete Vadim mir, dass seine Unruhe sich wieder verstärkt habe. Irinas Onkel sei nach langer Krankheit gestorben und sie sollten zur Beerdigung fahren. Seine Frau habe seit einigen Tagen starke Ohrenschmerzen. Der Arzt, der sie untersucht habe, habe aber nichts Auffallendes gefunden.

„Könnten Sie sie nicht untersuchen?“, fragte er und ich willigte ein.

Und bald darauf saß Irina bei mir im Sprechzimmer und lächelte.

„Ich erinnere mich oft an Sie. Vor Kurzem habe ich sogar Ihr Gesicht ganz deutlich im Traum gesehen“, erzählte sie mir.

Ich begann, sie zu untersuchen, konnte aber nichts finden, und so fragte ich sie, was ihr Sorgen bereite. „Unangenehme Empfindungen im Ohr und ein ständiges Jucken. Seit Februar habe ich außerdem das Gefühl, als hätte ich einen Klumpen im Hals. Ich konnte anfangs nicht einmal festes Essen hinunterschlucken …, aber die Ärzte sagten, es sei alles in Ordnung.“

Ich hatte nun schon einen Verdacht und so fragte ich: „Können Sie sich vielleicht erinnern, ob Sie im Januar erkältet waren und nach dieser Erkältung noch lange Husten und Schnupfen hatten?“

„Ich habe seit Jahren einen allergischen Schnupfen. Im Sommer ist es eine wahre Katastrophe. Dann kann ich nur durch den Mund atmen ...“

„Jetzt verstehe ich Ihre Symptome. Was Ihren Leiden den Weg bereitet hat, ist der schwere Nervenstress, der im letzten Jahr eines schönen Abends am Strand begann, als Sie einander unter Alkoholeinfluss Ihre vorehelichen amourösen Abenteuer gebeichtet haben. Die Erkältung im Januar hat ihren Zustand noch verschlechtert. Wegen der schon geschwächten Psyche begannen die Schleimhäute von Speiseröhre, Hals und Nase anzuschwellen, und da gibt es eine direkte Verbindung zum Ohr, die Eustachische Röhre. So etwas mit Medikamenten auszukurieren zu wollen ist vergebliche Liebesmühe. Das wäre, als würde man einen Schatz im Keller suchen, wenn man ihn in Wahrheit auf dem Dachboden versteckt hat. Das Gefühl, einen Klumpen im Hals zu haben, ist nichts anderes als ein Mikrokrampf der Muskeln der Speiseröhre. Jetzt werden wir dieses störende Programm in Ihrem Gehirn direkt – das heißt Auge in Auge – durch Suggestion löschen."

Ich begann die Hypnose, und Irina, die vor mir stand, begann, sich rhythmisch zu wiegen – ein Zeichen, dass sie in den Zustand der Trance eintauchte. „Der Klumpen im Hals wird immer kleiner. Er löst sich auf … vergeht, vergeht, vergeht … und jetzt ist er verschwunden", sagte ich. Auf diese Weise beseitigte ich die neurotische Erscheinung, die die Patientin lange Zeit geplagt hatte.

THEORETISCHER EXKURS

Milton Erickson bevorzugte die indirekte Suggestion

Gibt der Therapeut konkretere Anweisungen ohne größere Wahlmöglichkeit, so spricht man von „direkten Suggestionen“, einem „autoritären“ Kommunikationsstil. Der Klient mag dieser Aufforderung folgen oder nicht ... ein Umweg ist nicht möglich. Direkte Suggestionen könnten folgendermaßen lauten: „Entspanne dich nun mehr und mehr! Schließe jetzt deine Augen! Nimm nun einen tiefen, erholsamen Atemzug!“ oder „Sie fühlen sich besser. Sie werden von Tag zu Tag gesünder. Sie fühlen sich kräftiger und vitaler.“
Bei der „indirekte Suggestion“ wird ein „unverbindlicherer“ Kommunikationsstil verwendet, der auch von Milton H. Erickson bevorzugt wurde. Sie versteht sich als Vorschlag oder Empfehlung und je nach Reaktion des Klienten kann der Therapeut sprachliche Umwege und Metaphern folgen lassen, um den Klienten zum Ziel zu führen. Typische Formulierungen wären hier: „Du kannst dich nun mehr und mehr entspannen. Wenn du magst, kannst du jetzt die Augen schließen, und vielleicht ist es eine gute Idee, nun einen tiefen, erholsamen Atemzug zu nehmen.“
Manche Therapeuten neigen mehr zu dem einen, andere mehr zum anderen Kommunikationsstil, jedoch kann es je nach Charakter des Patienten und Situation auch sinnvoll sein, sie wahlweise einzusetzen.

SEXUELLE PROBLEME LÖSEN

Nachdem ich eine Fortbildung in Sexualpathologie absolviert hatte – diese Richtung war damals neu in unserer Medizin –, kamen Menschen aus dem ganzen Land zu mir und suchten in puncto Sexualität meinen Rat. So zum Beispiel auch Nikolaj, ein vierzigjähriger Ingenieur aus Turkmenistan, der unter vorzeitigem Samenerguss litt. Der eigentliche Geschlechtsakt dauerte für ihn und seine Frau nicht länger als eine Minute. Er kam allein zu mir – seine Frau begleitete ihn nicht –, obwohl ich ihn am Telefon dringend darum gebeten hatte, sie mitzubringen.

„Sie hat das kategorisch abgelehnt," sagte er verlegen.

„Und wie sollen wir dann überprüfen, ob unsere Arbeit erfolgreich ist?", wollte ich wissen.

Nach drei Wochen, in denen ich Nikolaj mit Hypnose und Akupunktur behandelte, fuhr der Patient nach Hause, um das, was wir erreicht hatten, in der Realität zu prüfen, und kam optimistisch zurück.

„Wissen Sie", erzählte er lebhaft, „es war schon ein bisschen besser, aber meine Frau ist trotzdem unzufrieden und sagt, dass diese Behandlung nichts bringt."

„Das ist mir ja eine Ehefrau …", dachte ich bei mir.

Zur dritten Behandlungsreihe sollte Nikolaj seine Frau unbedingt mitbringen, denn sexuelle Probleme gehen beide Partner an und der Heilungserfolg hängt in sehr hohem Maße von der Geduld und dem Wohlwollen der Partnerin ab. Als das Paar dann bei mir im Sprechzimmer erschien, war mir sofort klar, wo die Wurzel des Problems lag. Vor mir saß eine herrische Frau mit wenig Charme; sie wirkte launisch und hart.

„Bei ihm geht *das* so schnell, dass ich gar nichts fühle. Gut, dass ich *das* nicht unbedingt brauche. Keine würde mit ihm leben wollen. Das hab ich ihm schon hundertmal gesagt. Eine so geduldige Frau wie mich findet er nicht noch einmal."

„Das ist ja eine reizende Art, einen Mann an sich zu binden", dachte ich.

„Sagen Sie mir bitte, gibt es bis jetzt wirklich gar keinen Fortschritt?", fragte ich sie.

„Na ja, ein bisschen besser ist es schon geworden, aber nicht viel."

Plötzlich hatte ich eine wunderbare Idee: „Ich möchte Ihnen ein Geheimnis verraten." Hier senkte ich meine Stimme ein bisschen. „Nikolaj ist ein sehr interessanter Mann. Vor Kurzem erzählte mir eine Kollegin, dass sich eine reizende junge Krankenschwester sehr für ihn interessiere. Also, passen Sie auf und seien Sie auf der Hut …"

Am Ende der Behandlung sah Nikolaj schon viel zufriedener aus und erzählte mir, dass seine Frau beginne, Interesse am gemeinsamen Sex zu zeigen, ihn ermuntere und sich über seine Erfolge freue. Und so ganz allmählich wurde er ein „Sexgott" und verliebte sich immer mehr in seine Frau.

Nach meinen Beobachtungen leiden Männer trotz der sexuellen Revolution sehr, wenn sie sich beim Geschlechtsverkehr nicht völlig unter Kontrolle haben. Das führt besonders bei jungen Männern mitunter zu Selbstmordgedanken – so war es auch bei Enok aus Georgien. Gleich nach der Hochzeit floh er vor seiner Braut bis in die Uralberge … dort litt er unter einer schweren Depression.

Wir begannen die Therapie. Ich erklärte ihm, dass der Samenerguss bei sexueller Erregung davon abhänge, wie gut spezielle Zentren in Rückenmark und im Gehirn arbeiten, und dass man ihre Funktion mithilfe von Psychotherapie in Verbindung mit Physiotherapie deutlich verbessern könne. Wir brachten sein Problem in Ordnung und Enok konnte zufrieden nach Georgien zurückkehren. Manchmal fühlt sich ein Mensch jahrelang sexuell minderwertig.

Ich hatte einen Patienten, den 42-jährigen Alex, der über Schmerzen im Unterbauch und ein starkes Jucken an Damm und Hoden klagte. Interessanterweise hatten die zahlreichen Untersuchungen von Urologen, Chirurgen und Neuropathologen, die im Laufe der Jahre durchgeführt worden waren, keinerlei Auffälligkeiten gezeigt. Erst nachdem ich ihn in tiefe Trance geführt hatte, erfuhr ich, dass Alex seit frühester Kindheit sehr große Angst davor hatte, sich anzustecken, egal bei wem und womit.

Das Sonderbare war, dass er auch nur für kurze Zeit beruhigt war, wenn die Ärzte nichts gefunden hatten. Nach einer Weile begann dann alles wieder von vorn. Mit ärztlicher Hilfe kann man einen solchen Teufelskreis allerdings durchbrechen und das „Angstprogramm" im Gehirn löschen.

THEORETISCHER EXKURS

Glaubenssätze erschaffen unsere Welt

Sogenannte Glaubenssätze sind Lebensregeln, die wir für wahr halten. Sie sind aus persönlichen Erfahrungen, Vorstellungen und Prägungen entstanden, die wir verallgemeinert haben. Sie sind oft nicht logisch begründbar, werden aber dennoch zur Grundlage unserer Reaktion auf die Umwelt und unseres alltäglichen Handelns. Sie beeinflussen, was wir wahrnehmen, wie wir es beurteilen und einordnen, was wir denken und was wir für möglich halten. Die meisten dieser Glaubenssätze sind äußerst funktional, denn sie ermöglichen uns eine schnelle Orientierung, Kommunikation und ein ebensolches Handeln in der Welt.

Werden sie in einer Situation infrage gestellt, können sie überprüft und verändert werden. Ist eine solche Überprüfung des persönlichen Glaubenssatzes nicht mehr möglich ist, können wir emotional und psychisch erstarren. In einer psychotherapeutischen Behandlung wird versucht, solche Glaubensmuster zu lösen, damit der betreffende wieder flexibel mit seiner Umwelt interagieren kann.

Glaubenssätze können auf verschiedene Weise geprägt werden, durch Wiederholung (wenn man häufig das Gleiche erlebt oder hört, leitet man daraus eine Regel ab), durch Autoritäten (allen voran die Eltern) und durch prägende emotionale Erlebnisse (im Extremfall durch eine traumatisierende Situation). Wird ein Glaubenssatz nicht mehr infrage gestellt, wird er zu einer abgekoppelten Wahrheit, die mit der eigentlichen Wirklichkeit verwechselt wird – ein „Gedankenvirus" bildet sich, der das gesamte Denken bestimmen kann. Beziehen sich mehrere nicht mehr hinterfragte Glaubenssätze aufeinander, können komplexe Glaubenssysteme entstehen, die widerstandsfähig gegenüber Anfechtungen sind und sich sogar auf andere Menschen „übertragen" lassen und schreckliche Folgen haben – das mag bis hin zu Massenphänomenen wie Hexenverbrennungen, Judenverfolgung und Ausländerhass führen.

Um Gedankenviren oder krank machende persönliche Glaubenssätze aufzulösen, wird in der Therapie versucht, das losgelöste Element wieder mit den dazu gehörigen Erfahrungen, Erwartungen, Werten und direkten Wahrnehmungen zu verbinden. Hierzu werden verschiedene Techniken aus der Hypnotherapie und dem neurolinguistischen Programmieren verwendet. So wird zum Beispiel die Speicherung des Glaubenssatzes verändert, indem die damit verbundene Situation in einem veränderten Ablauf noch einmal erlebbar gemacht wird. Sprachliche Konstrukte wie die Umkehrung der Aussage eines Glaubenssatzes, Verallgemeinerung oder Spezifizierung, Gegenbeispiele oder die Änderung der Wahrnehmungsposition können Glaubenssätze ebenfalls lockern oder verändern.

ZWÄNGE ERLÖSEN

Fixe Ideen können den Menschen erschöpfen und treiben psychologisch nicht geschulte Ärzte mitunter zur Verzweiflung. Diese Fachleute stellen die Diagnose „Depressives Syndrom" und geben den Patienten Antidepressiva. Selbstverständlich ist eine solche Behandlung unabdingbar, wenn es sich um eine schwere endogene Depression handelt – also um eine Depression ohne erkennbaren äußeren Grund –, und kann hier zu positiven Resultaten führen. Meistens jedoch treten die Zwangsvorstellungen nach kurzer Zeit wieder auf. Besonders betroffen davon sind Menschen, die zu Angst, innerer Unruhe und Starrsinn neigen, gleichzeitig aber intelligent und begabt sind und ein sehr gutes Gedächtnis haben.

Ich hatte einmal einen Patienten von sechzig Jahren, der zwei- bis dreimal in der Woche aus Straßburg zu mir kam, einen weiten Weg auf sich nahm für eine Behandlung von nur einer Stunde. Er hatte wirklich ernst zu nehmende Zwangsvorstellungen, die, wie ich vermute, mit Beginn des *Klimakterium virile* bei ihm eingesetzt hatten. Mit seiner Frau hatte er mehr als dreißig Jahre lang zusammengelebt, vor fünf Jahren war sie verstorben. Ihren Tod hatte er schlecht verwunden und er erlebte Zeiten exogener Depression.

Nach einiger Zeit lernte er eine schöne Frau kennen, die ein großes Herz hatte und ihm eine treue Freundin wurde. Anfangs ging es den beiden zusammen sehr gut, mein Patient fühlte sich geliebt und geborgen. Er spielte sehr gern mit dem Enkeltöchterchen der neuen Frau und ging mit ihm spazieren. Dann wurde er krank, er bekam eine schwere Grippe. Nach dieser Erkrankung fühlte er sich noch lange unwohl, hatte Schlafstörungen und ein Gefühl von innerer Unruhe, das mit der Zeit noch zunahm. Er bekam auf einmal große Angst vor dem Tod und hatte andere unangenehme, wenn nicht unheimliche Gedanken, über die er mit den Ärzten nicht zu sprechen wagte ... und schließlich sah er keinen Ausweg mehr: Er ließ sich in die Psychiatrie einweisen. Die Medikamente, mit denen er in der Abteilung, in der Menschen mit schweren Psychosen untergebracht waren, behandelt wurde, verschlimmerten seinen Zustand. Wegen eines Konflikts mit seinem Arzt brach er die Behandlung dann nach kurzer Zeit ab.

„Das alles war eine furchtbare Qual!“, erzählte er, als er bei mir im Sprechzimmer saß. „Sie sind der Erste, dem ich das jetzt erzähle ... Ich bin nicht verrückt. Ich habe solche Angst, meine geliebte Freundin und ihre kleine Enkeltochter zu töten. Ich habe alle scharfen Gegenstände zu Hause versteckt, ich habe Angst vor mir selbst. Ich hoffe so, dass Sie mir helfen und diese furchtbaren Gedanken verjagen können. Ich kann gar nicht verstehen, woher dieser Blödsinn in meinem Kopf kommt. Ich will das doch gar nicht.“

Ich sah mir seine Krankengeschichte genauer an: Die Diagnose lautete „Zwangsneurose“, das bedeutete, dass der Betreffende ihm selbst fremde, erschreckende Gedanken hat, die er aber im Gegensatz zu einem psychotischen Patienten nie ausführen würde. Eine solche Neurose zu heilen ist sehr schwer, besonders wenn man sich auf eine medikamentöse Behandlung beschränkt. Ein halbes Jahr lang setzte ich aktivierende Hypnose und biophysische Geräte ein und so gelang trotz mancher Rückschläge eine Besserung, die nicht zuletzt unserer gemeinsamen Anstrengung geschuldet war.

Bei Susanne, einer begabten 32-jährigen Malerin, stellte sich die Heilung viel schneller ein. In den letzten Jahren war sie zweimal in der Psychiatrie gewesen. Sie klagte über einen ständigen Druck in der Brust und sagte, dass sie sich wie in einem Käfig fühle und außerdem das Gefühl habe, dass Teile ihrer Seele sich irgendwo außerhalb ihrer selbst befänden. Das sah nicht nach einer Psychose aus. Die Ärzte konnten ihr nicht richtig helfen.

Zu Susanne entstand fast sofort ein guter menschlicher Kontakt, ohne den es in meinem Beruf nicht geht. Sie kam gern in meine Praxis, wo ich ihr Ihre Krankheit, deren Ursachen, meine Methoden und unser Vorgehen erklärte und hypnotische Aktivierungsbehandlungen in Verbindung mit Bioresonanztherapie durchführte. Susanne sagte bald, dass sie sich schon besser fühle, dass der unangenehme Druck in der Brust nachlasse, ihre Stimmung sich aufgehellt habe und sie nun auch wieder mehr kreatives Potenzial habe. Aber mir war das nicht genug. Ich hatte das Gefühl, dass das Problem noch nicht vollständig gelöst war … und als die Patientin in den Trancezustand eintauchte, hatte ich plötzlich eine Idee.

„Susanne, Sie steigen jetzt in einen Aufzug und fahren damit hinab … bis zum tiefsten Grund Ihrer Seele. Hier gibt es eine Tür, die ans Tageslicht führt … doch sie ist verschlossen. Sie machen sich auf die Suche nach dem Schlüssel für diese Tür … Es ist ganz dunkel am tiefsten Grund der Seele. Doch Sie werden den Schlüssel dennoch finden.“

Keine Minute war vergangen, als Susanne mir sagte, dass sie den Schlüssel gefunden habe. Ich war erstaunt, dass das so schnell gegangen war.

„Wie groß ist der Schlüssel ungefähr, Susanne?“, wollte ich wissen.

„Zwölf Zentimeter“, antwortete sie prompt.

„Und welche Farbe hat er?“, fragte ich weiter.

„Er ist gelb und hat eine Rille“, gab Susanne zurück.

„Hervorragend! Jetzt schließen Sie die Tür auf und lassen Sie Licht hinein in diesen dunklen Raum. … Und nun vereinigen sich die verschiedenen Teile Ihrer Seele in diesem Raum, der jetzt hell ist. Sehen Sie das?“

„Ja“, sagte Susanne.

„Geht es Ihnen gut?“

„Sehr gut.“

„Jetzt fahren Sie wieder hinauf“, fuhr ich fort.

Warum ich ihr die Aufgabe gegeben hatte, eben diesen Schlüssel zu suchen, ist für mich selbst bis heute ein Rätsel.

Als ich sie später fragte: „Wie ist es Ihnen denn gelungen, den Schlüssel so schnell zu finden?“, antwortete sie: „Ich erinnere mich doch so gut an ihn. Als ich klein war, bestrafte mich mein Vater, ein Tyrann, jedes Mal, wenn er krank war, indem er mich in den Keller sperrte. Die Tür schloss er hinter mir mit eben diesem Schlüssel zu. Im Keller war es kalt und dunkel und es gab eine Ratte. Ich schrie vor Angst und weinte ... Viele Jahre lang ist mir diese Szene in meinen Alpträumen erschienen.“

Mit der „Reise in den Keller“ erreichten wir noch einmal eine deutliche Verbesserung von Susannes Zustand.

Immer wieder wundere ich mich, wie lange und wie tief die Erlebnisse unserer Kindheit in unserem Unbewussten verankert bleiben, als wären sie nahezu unlöschbar auf der Festplatte unseres Biocomputers gespeichert. Es ist so wichtig, was wir als Kinder in der Familie und in unserer Umgebung sehen und hören

Theoretischer Exkurs

Bioresonanztherapie – negative Gedächtnisspuren und Krankheiten löschen

Die „Bioresonanztherapie“ (BRT) ist eine alternativ-medizinische Behandlungsmethode, bei der sogenannte Bioresonanzgeräte und meist Handelektroden zur Übertragung von heilenden „Schwingungen“ verwendet werden. Die Art und Weise der Behandlung veränderte sich im Laufe der Jahre mit der Entwicklung neuer Geräte und Theorieansätze. Nach den Erklärungsansätzen der Bioresonanz werden körpereigene „pathologische Schwingungen“ über Hautelektroden abgenommen. Diese „Schwingungen“ werden vom Therapiegerät um 180 Grad gedreht und „spiegelbildlich“ wieder auf den Organismus übertragen, was die negative Schwingung „löschen“ soll. Die anschließende Kontrolle per Elektroakupunktur nach Voll (EAV) – hierbei handelt es sich um Hautwiderstandsmessungen an den Endpunkten der Akupunktur-Meridiane – muss nach erfolgreicher Behandlung den Idealwert ergeben.

Die Bioresonanztherapie mit patienteneigenen Schwingungen wurde 1977 von Dr. Franz Morell und seinem Schwiegersohn, dem Elektroniktechniker Erich Rasche, begründet und zunächst „MORA-Therapie“, nach den Anfangsbuchstaben der Entwickler genannt. Ab 1981 wurde das Bioresonanzkonzept durch die Idee ergänzt, zusätzliche positive Schwingungen auf den Körper zu übertragen, die ihm fehlen.

Eine weitere Ergänzung war, dass die Bioresonanzgeräte die bestehenden körpereigenen Schwingungen mit einem festgelegten Sollwert vergleichen und wie in einem Regelkreis korrigierende Signale an den Körper zurücksenden.
Morell ging von der These aus, dass im menschlichen Bewusstsein Spuren von emotionalen Erlebniseindrücken, sogenannte Engramme (Gedächtnisspuren), gespeichert sind, die durch eine spezielle Fragetechnik gelöscht werden können. Nach Morell können Krankheiten generell nach einem derartigen Prinzip behandelt werden, indem deren von Engrammen abstammende „pathologische Schwingungen" wieder gelöscht werden. Für diesen Zweck sollten abgenommene (jetzt als elektromagnetisch interpretierte) körpereigene Schwingungen „umgekehrt" und dadurch die Krankheitsstörung selbst gelöscht werden.

WORTE WIRKEN TIEF IN UNSERER SEELE

Es kommt von Zeit zu Zeit vor, dass mich Patienten fragen, ob ich an den bösen Blick oder an Hexerei glaube. „Was ist das denn Ihrer Meinung nach?", frage ich dann zurück.

Und ich bekomme oft Erklärungen wie die Folgende zu hören: „Na ja, ein Mensch fügt einem anderen durch die Augen, durch den Blick, Schaden zu … heimlich."

Erst kürzlich stellte mir wieder eine 32-jährige Patientin aus Augsburg, eine gebildete Frau und Mutter von zwei Kindern, eben diese Frage. Sie war seit einem Monat wegen Schmerzen in der Brust und Atemproblemen, die sie schon seit eineinhalb Jahren begleiteten, bei mir in Behandlung. Zuvor war sie schon von mehreren Fachärzten untersucht worden, die auf *Osteochondrose* im Bereich der Brustwirbelsäule als Ursache für ihre Leiden tippten.

Alles hatte begonnen, als die junge Familie sich ein Haus baute. Meine Patientin konnte dabei ihre exzellenten organisatorischen und technischen Fähigkeiten gut einsetzen. Das wiederum ärgerte ihre Schwiegermutter, eine sehr dominante, geradezu herrische Frau, die keinen Widerspruch duldete und es gewöhnt war, immer im Mittelpunkt zu stehen. Der Mann meiner Patientin wollte sich nicht mit seiner Mutter anlegen und so musste die Schwiegertochter sich ganz allein zur Wehr setzen. Zu dieser Zeit arbeitete sie im Büro, hatte zu Hause zwei kleine Kinder und war erkältet – doch ihre Schwiegermutter half ihr fast gar nicht, ihren anstrengenden Alltag zu bewältigen. So nahm die Patientin in einem Jahr zehn Kilo ab und brach am Ende einfach zusammen. Mit der Diagnose „Depression" wurde sie in eine psychiatrische Klinik eingewiesen.

Zur gleichen Zeit begannen auch die Schmerzen und das Druckgefühl in ihrer Brust. Nach dem Krankenhausaufenthalt bemerkte die junge Frau einige Veränderungen im Verhalten der Schwiegermutter ihr gegenüber: Diese war jetzt freundlicher und nachgiebiger. Wahrscheinlich hatte sie Angst bekommen, dass die Baustelle, die kleinen Enkelkinder und ihr wenig selbstständiger Sohn letztendlich an ihr hängen bleiben könnten. Dank ihrer Krankheit hatte es meine Patientin also geschafft, ihre Situation in der Familie zu verbessern. Doch der Schmerz in der Brust ging nun, als er eigentlich nicht mehr gebraucht wurde, leider nicht mehr weg.

Als sie mir gegenüber äußerte: „Vielleicht hat mich jemand verhext", beschloss ich, sie noch einmal ausführlich zu befragen. Ich erfuhr, dass sie ab und zu einen Traum hatte, in dem sie jemand mit großen schwarzen Augen ansah. Mit diesem Blick tauchten die Schmerzen in die Brust auf und sie bekam Angst.

„Warum haben Sie das denn nicht gleich erzählt?! Das ist doch sehr wichtig! Sagen Sie, gibt es in Ihrer Umgebung jemanden mit solchen dunklen Augen?", wollte ich wissen.

Sie dachte nach und antwortete dann: „Ja, ich habe einen Nachbarn, er ist Türke. Er hat eine nette junge Frau, und er fragt sehr oft, wie es mir gehe. Einmal, als ich ganz erschöpft nach Hause kam, begegnete ich ihm auf der Straße und er fragte mich scherzhaft: ‚Warum gehst du denn wie eine alte Frau? Du warst doch früher ganz anders!' Ich entgegnete irgendetwas Schlagfertiges, aber in Wirklichkeit hat mich das sehr getroffen. Ich dachte auf einmal, dass ich nun nie wieder gesund werden würde."

„Jetzt ist mir die Sache klarer", sagte ich. „Dieses zufällige Treffen prägte sich in Ihrem Unbewussten in der Gestalt von großen schwarzen Augen ein. Sie sind ja ein eher visueller Typ und haben dazu noch ein exzellentes Gedächtnis, Dieses ‚Bild', diesen ‚Schmerz in der Seele', können wir mithilfe einer Umprogrammierung in Ihrem Gehirn löschen."

Was wir dann auch taten.

Menschen, die ein starkes psychisches Trauma erlebt haben und noch dazu einen hohen Grad an Hypnotisierbarkeit besitzen, rate ich, sich nie von Zigeunerinnen wahrsagen zu lassen.

Ein Chefingenieur aus Tallinn erzählte mir Folgendes: „Ich war auf Dienstreise in Moskau. Ich war sehr erkältet. Es war Sommer, sehr heiß, schwül. In der Stadtbahn waren unglaublich viele Menschen … Es gab keinen freien Platz. Also musste ich stehen. Da sah ich eine Zigeunerin, die die Menschen bedrängte, sich von ihr aus der Hand lesen zu lassen. Und schon war sie bei mir. ‚Gib mir die Hand', sagte sie, ‚ich erzähle dir alles.' Ich drehte mich weg, aber sie ließ nicht locker. Ich beschimpfte sie und da sagte sie böse: ‚Du hast eine schreckliche Krankheit und niemand wird dich jemals heilen können!' Als ich endlich zu Hause war, war ich fix und fertig. Ich hatte Kopfschmerzen und war außerdem tieftraurig darüber, dass die Gespräche in Moskau nicht so gut verlaufen waren. Ärzte diagnostizierten eine Grippe und schrieben mich krank. Nach einiger Zeit ging es mir wieder besser, aber die Kopfschmerzen blieben. Ich ging immer wieder zu Ärzten und ließ mich untersuchen, doch sie fanden nichts Auffälliges … Es ist lächerlich, aber immer öfter kommt mir der Gedanke, dass die Zigeunerin wirklich recht gehabt haben könnte."

Er ließ sich zwei Wochen lang in unserer Abteilung mit Hypnose behandeln und verließ das Krankenhaus danach völlig gesund.

THEORETISCHER EXKURS

Posttraumatische Belastungsstörung – eine Folge des Traumas

Eine durch ein Trauma hervorgerufene psychische Erkrankung wird als „Posttraumatische Belastungsstörung“ (PTBS) bezeichnet. Mehr als 50 Prozent aller Erwachsenen und Kinder haben in ihrem Leben bereits ein Trauma erlebt. Bei durchschnittlich etwa 8 Prozent der Betroffenen führt dies zu einer psychischen Erkrankung. In Berufsgruppen, die häufig extremen Lebenssituationen ausgesetzt sind – wie Ärzte, Sanitäter, Polizisten und Soldaten – ist die Zahl der Erkrankungen jedoch deutlich höher. Missbrauchserlebnisse und Vergewaltigungen führen ebenfalls weit häufiger zu einer Posttraumatischen Belastungsstörung als andere Formen von Traumata und sind mit einem Anteil von etwa 50 Prozent der Fälle ebenso hoch wie bei Opfern von politischer Haft und Verfolgung.

Kennzeichnend sind neben dem traumatischen Erlebnis, sich aufdrängende Erinnerungen und ein wiederholtes Erleben der traumatischen Situation, Flashbacks, Alpträume, Angstzustände in Situationen, die der Belastung ähneln, sodass die Betroffenen versuchen, solche Situationen durch sozialen Rückzug zu vermeiden, eine verstärke psychische Erregbarkeit wie Wutausbrüche und Schreckhaftigkeit, emotionale Gleichgültigkeit und das Gefühl, betäubt zu sein.

WENN KRANKHEIT SCHÜTZT

Schon vor längerer Zeit habe ich bemerkt, dass Krankheit für Menschen auch durchaus einen Gewinn haben kann, auch wenn ihnen das oft nicht bewusst ist.

Der bekannte deutsche Psychotherapeut und Hypnologe Professor Dietrich Langen hat von folgendem Fall berichtet: Ein junger Mann, der eine gute Position in einer Firma hatte, sollte zum ersten Mal auf eine mit recht viel Verantwortung verbundene Dienstreise gehen. Er hatte aber keine große Lust dazu. Ein paar Tage vor der Dienstreise erkrankte er an einer eitrigen *Angina* und war nach einigen Tagen Bettruhe wieder gesund. Ein paar Monate später sollte er auf einer Konferenz einen Vortrag halten. Da bekam er erneut plötzlich starke Halsschmerzen, und der Arzt, der ihn untersuchte, stellte wieder *Angina* fest. Der Vortrag musste verschoben werden. Als der Vater des jungen Mannes davon erfuhr, war er sehr unzufrieden mit seinem Sohn und forderte ihn auf, zu einem Gespräch zu ihm zu kommen. Wieder bekam der junge Mann *Angina*. Sein Biocomputer erkannte zuverlässig, welche biochemischen Reaktionen er zum Vorteil seines Herrn und Meisters einzuschalten hatte.

Ich selbst hatte einmal einen Patienten, der, um krankgeschrieben zu werden, seinen Blutdruck ansteigen lassen konnte, indem er sich auf Zehenspitzen niederkauerte und sich dabei vorstellte, wie sich sein Blutdruck erhöhte. Dieses Programm konnte er stets bei Bedarf abrufen.

Um zu zeigen, welch wunderbare Fähigkeiten unser Gehirn besitzt, schlug ich einem zwölfjährigen Jungen, der ein sehr guter Schüler und wegen Neurodermitis bei mir in Behandlung war, vor, sich am nächsten Tag um die Schule zu drücken, indem er bei sich Fieber provoziert. Am nächsten Morgen klagte er also über Kopfschmerzen ... und als seine Mutter ihm das Thermometer unter den Arm steckte, begann er sich intensiv vorzustellen, wie es dort warm wird. Zehn Minuten später zeigte es mit 37,3 Grad Celsius erhöhte Temperatur an.

Ich habe eine Methode entwickelt, mit der ich in der Klinik erfolgreich Bronchialasthma behandelte, sodass die Anfälle nicht mehr so häufig kamen oder sogar ganz verschwanden. Einmal erlebte ich dabei folgende interessante Geschichte: Ich betrat das Krankenzimmer einer meiner Patientinnen, in dem noch drei andere Frauen lagen. Als sie mich hereinkommen sah, verließ eine der Patientinnen, die erst vor Kurzem aufgenommen worden war, schnell das Zimmer. Am nächsten Tag geschah dasselbe. Interessiert fragte ich die Stationsschwester, was das denn für eine seltsame Frau sei und was sie gegen mich habe. Ihr Verhalten war schon höchst seltsam, denn ich kannte sie ja gar nicht. Die Schwester erzählte mir, dass diese Kranke wegen ihres Bronchialasthmas erwerbsunfähig sei und auf eine neue Untersuchung warte. Die Schwester vermutete, dass die Patientin Angst habe, dass ich Interesse an ihrem Zustand entwickeln und ihr meine Hilfe anbieten könnte. Denn dann könnten ja ihre Anfälle verschwinden und sie würde ihre anerkannte Erwerbsunfähigkeit und damit ihren Rentenanspruch verlieren. Als junger Arzt behandelte ich einmal die Ehefrau eines hohen Staatsbeamten, die, aus welchem Grund auch immer, als erwerbsunfähig eingestuft worden war. Sie betonte immer wieder, dass sie mit meiner Behandlung sehr zufrieden sei, eine deutliche Verbesserung aber nicht verspüre. Und eine gute Bekannte von ihr sagte eines Tages ganz offen zu mir: „Sie bemühen sich umsonst, Herr Doktor. Ihr Mann braucht sie zu Hause, und sie kann es sich leisten, zu allen möglichen Ärzten zu gehen.“

Vielleicht befürchtete diese Patientin tatsächlich, dass sie, wenn es ihr deutlich besser ginge oder sie sogar gesund würde, nicht mehr zu Hause bleiben und sich um den Mann und die beiden Kinder kümmern könnte.

THEORETISCHER EXKURS

Biocomputer „Gehirn“

Die Vorstellung vom Gehirn als einer Art „Biocomputer“ entstand Ende der 1950er Jahre mit den ersten elektronischen Rechnern und Logik-Simulatoren etwa zum Schachspielen. Die Grundlagen dieser These wurden erstmals im Jahre 1956 auf einem Symposium am *Massachusetts Institute of Technology* formuliert. An diesem nahmen die Pioniere der sogenannten Künstlichen Intelligenz teil: Noam Chomsky (geb. 1928), einer der bekanntesten Linguisten der USA; Allen Newell (1927–1992), Informatiker und Kognitionspsychologe; der Erfinder Marvin Lee Minsky (geb. 1927) und der Sozialwissenschaftler Herbert Alexander Simon (1916–2001). In der Nachfolge dieses Symposiums konstituierte sich die Kognitionswissenschaft. Diese interdisziplinäre Wissenschaft versucht, Theorien aus Psychologie, Linguistik, Soziologie, Anthropologie und Philosophie mit Neurowissenschaft, Informatik und technischen Erkenntnissen zur künstlichen Intelligenz in einem neuen Forschungsbereich zu vereinen. Die zentrale These der Kognitionswissenschaft ist, dass das Gehirn ein informationsverarbeitendes System sei und prinzipiell wie ein Computer arbeite. Die Unterscheidung zwischen Geist und Gehirn lasse sich analog zu der Unterscheidung zwischen Software und Hardware verstehen („Computermodell des Geistes“ genannt).

DAS SCHMERZ-GEDÄCHTNIS

Im Marinehospital in Tallinn führten wir in den Jahren 1984 bis 1992 ein interessantes Experiment mit einer Patientin durch, die fünfzehn Jahre lang an einer nicht durch Gallensteine verursachten chronischen Gallenblasenentzündung gelitten hatte. Die Dame hatte von Zeit zu Zeit Schmerzen und ein starkes Druckgefühl in der rechten Seite. Am Ende einer Reihe von Hypnosebehandlungen waren die Schmerzen fast verschwunden. Mit ihrem Einverständnis arbeitete ich mit der Patientin mit direkter Suggestion, indem ich ihr eingab, dass sie Schmerzen im Unterrippenbereich habe. Sie hatte ein bisschen Angst und deshalb gelang das Experiment nicht sofort. Ich gab ihr mein Wort, dass ich die Schmerzen nach dem Experiment ganz sicher wieder würde verschwinden lassen können. Ich begann also, ihr ein intensives Schmerzgefühl zu suggerieren … und siehe da: Die Schmerzen kamen. Ich konnte beobachten, wie sie das Gesicht verzog und sich an die gewohnte Stelle auf der rechten Seite griff. Dann ließ ich die Schmerzen mittels Suggestion wieder verschwinden.

Dieses Experiment zeigt, wie zuverlässig das „Schmerzgedächtnis" im Gehirn der Patientin funktionierte. Es wäre nicht möglich, dieses Experiment mit einem Menschen durchzuführen, der nie an Gallenblasenentzündung gelitten und nie Schmerzen im rechten Unterrippenbereich verspürt hat. Ihm fehlt einfach das pathologische Gedächtnis dieser Krankheit, das bei Traumata durch eine chemische Veränderung der Regulationsmechanismen im Gehirn gespeichert wird. Meine Aufgabe als Psychotherapeut ist es, die Muster von psychosomatischen Krankheiten, die sich im Gehirn gebildet haben, aufzulösen.

Nachdem sich diese Geschichte in unserem Krankenhaus herumgesprochen hatte, schickte der leitende Arzt der chirurgischen Station eine Patientin zu mir, die an der Gallenblase operiert werden sollte und zudem unter sehr hohem Blutdruck und Schlafstörungen litt. Ich sollte mich um ihren Blutdruck kümmern und darum, dass sie gut schlafen konnte. Denn in mehreren wissenschaftlichen Experimenten hatte sich gezeigt, dass ein normaler Blutdruck und ein gesunder Schlaf die Wundheilung positiv beeinflussen.

Die Arbeit gelang uns gut, denn die Patientin sprach gut auf Suggestionen an. Nach einigen Tagen – die Patientin war mit den Resultaten sehr zufrieden und sah sehr hoffnungsvoll in die Zukunft – fragte sie mich, ob ich mich auch um ihre Schmerzen in der Seite kümmern könne.

„In Ihrer Blase sind doch Steine, deshalb ist die Operation ja notwendig", wunderte ich mich.

„Doktor, bitte, versuchen Sie es doch einfach ..."

Also führte ich die Kranke in einen Trancezustand und suggerierte ihr Wärme im Bereich der Gallenblase und dass die Schmerzen verschwinden. Am nächsten Tag berichtete sie mir, dass sie keine Schmerzen mehr habe.

Wann immer ich sie im Laufe der folgenden zwei Wochen vor der Behandlung ein bisschen scherzhaft fragte, wann denn die Schmerzen nun wiederkämen, meinte die Patientin voller Zuversicht, dass sie das nicht wisse, dass sie keine Schmerzen habe und deshalb auch wahrscheinlich die Operation nicht mehr brauche. Da sie nicht mehr über Schmerzen klagte, bekam sie auch keine Spritzen mehr, und schließlich entließ man sie auf ihre ausdrückliche Bitte hin und auf eigene Verantwortung.

Diese Frau hatte eine derart unaussprechlich große Angst vor der Operation, dass diese Angst sicherlich mit zum Verschwinden der Schmerzen beitrug.

THEORETISCHER EXKURS

Wie unser Schmerzgedächtnis funktioniert

Wie wir Schmerz empfinden, ist höchst subjektiv und wird nicht automatisch von den Signalen bestimmt, die die Nerven an unser Gehirn senden. Das Schmerzempfinden erlernen wir als Kind: Verletzen wir uns am Zeigefinger, so muss die Zuordnung, dass dieses Empfinden am Finger und nicht woanders seine Ursache hat, in unserem kindlichen Gehirn erst verortet und gespeichert werden. Verschiedene „Filter" unseres Zentralnervensystems sorgen dann dafür, dass nicht jede Verletzung auch zum Schmerzempfinden führt.

Wird eine Schmerzerinnerung gespeichert, so ist das nach dem Modell der Traumaforschung mit einer Überschwemmung des Hippocampusbereichs im Gehirn durch Neurohormone verbunden. Dadurch kann die Reaktionsfähigkeit dieser Gehirnzellen bei neuen Reizen dauerhaft verändert werden. Der Hippocampus gehört zu den evolutionär ältesten Bereichen des Gehirns. Er ist maßgeblich an der Form unserer Erinnerungen beteiligt und beeinflusst, wie diese im Gedächtnis abgespeichert werden. Wer ein Trauma erlitten hat oder länger starkem emotionalen Stress ausgesetzt war, bei dem ist die Region des Hippocampus zusammengezogen und verkleinert.

Das „Schmerzgedächtnis" kann sich aber auch als Folgeerscheinung einer Nervenüberlastung durch einen Dauerschmerz ausprägen. Die einzelnen sensiblen Nervenzellen sind tatsächlich in der Lage, sich genauso wie das Gehirn etwas zu „merken". Wenn sie immer wieder Schmerzimpulsen ausgesetzt sind, verändern sie ihre Aktivität und ihre Empfindlichkeit – allerdings stumpfen sie nicht ab, sondern beginnen, immer empfindlicher zu werden und frühzeitiger zu warnen: Bald reicht schon ein leichter Reiz, um als Schmerzimpuls registriert zu werden. Aus dem akuten Schmerz ist ein chronischer Schmerz geworden und das bedeutet auch: Der eigentliche Auslöser kann sogar ganz fehlen – der Schmerz bleibt dennoch.

In der Physiotherapie werden auch die sogenannten Schmerztrigger als eine Art körperliches Schmerzgedächtnis angesehen. Hierbei handelt es sich um lokal begrenzte Verhärtungen der Skelettmuskulatur, die trotz kurzzeitiger Auflösung durch Massage wieder auftreten.

In alternativ-medizinischen Theorien gibt es die Vorstellung, dass Schmerz nicht nur in Muskeln, sondern auch als Verhärtung und Umstrukturierung im weichen Bindegewebe und damit nahezu überall im Organismus gespeichert werden kann. In diesem Fall würde das Bindegewebe bzw. der wässrige Zellzwischenraum im Bindegewebe als Schmerzgedächtnis fungieren.

Derartige Formen von Verhärtungen oder veränderten Schmerzreaktionen stehen nach alternativ-medizinischem Verständnis oft in Zusammenhang mit dem Erleben eines Traumas. Soll eine solche körperliche Verhärtung aufgelöst werden, muss nach diesem Verständnis auch das damit verbundene Trauma bearbeitet werden. In diesem Sinne würde das Trauma die im „Schmerzgedächtnis" gespeicherte „Information" darstellen, die gelöscht werden muss, um das körperliche Problem zu beseitigen.

Als Therapie gegen Schmerzen werden neben Medikamenten die unterschiedlichsten Behandlungsmethoden eingesetzt: Massagen und begleitende Physiotherapie, Wärme- und Kältebehandlungen, Elektrotherapien, Akupunktur, verschiedene Entspannungstechniken wie autogenes Training, Hypnose und Imaginationsübungen sowie verschiedene andere Formen der Desensibilisierung des Nervensystems. So kann beispielsweise in der Hypnotherapie über Suggestionen das Schmerzempfinden reduziert werden oder über eigene Imaginationen die Aufmerksamkeit vom Schmerz weg zu anderen Inhalten und Gedanken gelenkt werden.

WECHSELJAHRES-BESCHWERDEN LINDERN

Wie vorsichtig ein Psychotherapeut, der mit dem Unbewussten eines Menschen zu tun hat, während der Hypnosesitzung mit sprachlichen Suggestionen (Worten und Bildern) sein muss, zeigt die folgende Geschichte:

Eine Dame von 53 Jahren litt unter starken Wechseljahresbeschwerden – vor allem machten ihr heftige Hitzewallungen und nächtliche Schweißausbrüche zu schaffen – und sie bat mich um Hilfe. Nachts musste sie meist einmal aufstehen und die Bettwäsche wechseln. Außerdem war sie reizbar und wurde schon am Vormittag rasch müde. Sie arbeitete in einer leitenden Position und ihre Mitarbeiter bekamen ihren schlechten Gesundheitszustand und ihre Stimmungsschwankungen oft zu spüren, denn sie fuhr leicht aus der Haut, was früher nur sehr selten vorgekommen war. Vom Arzt verschriebene Hormonpräparate brachten keine Erleichterung. Schlafmittel, die ihr helfen sollten, durchzuschlafen, ließen sie sich am Tage nur noch erschöpfter fühlen. Diese sonst so energische und aktive Dame fühlte sich jetzt ausgelaugt und war verzweifelt.

Also begannen wir, die Situation gemeinsam zu klären. Dass bei der Patientin die Wechseljahre sehr schwierig verliefen, war klar. In meiner ausführlichen Befragung erfuhr ich, dass ihr Mann, mit dem sie jahrzehntelang in Liebe und Frieden zusammengelebt hatte, zwei Jahre zuvor ganz plötzlich gestorben war. Da sie ein starker, tatkräftiger Mensch war, hatte sie sich ganz ihrer Arbeit und der Erziehung ihrer Enkeltochter zugewandt. Sie hatte ihr seelisches Gleichgewicht dennoch nur langsam wiedergefunden. Dann kam das Klimakterium, der Hormonhaushalt veränderte sich und schwächte die Psyche, die nun ihrerseits die endokrinen Drüsen hemmte ... So entstand ein Teufelskreis.

Hypnotherapeuten haben gute Erfolge, wenn es um die Heilung von pathologischer Klimax geht. Dass diese Patientin eine starke Persönlichkeit hatte, erleichterte meine Arbeit. (Viele Menschen denken, dass nur schwache Menschen mit Hypnose therapiert werden können, solche also, die keinen starken eigenen Willen haben. Aber das ist ein Irrtum! Es ist vielleicht sogar eher umgekehrt, wie mich meine Praxis gelehrt hat, in der ich unter anderem auch erfolgreich mit Angehörigen des sowjetischen Olympiateams, mit Unternehmensleitern, Kapitänen großer Schiffe, Angehörigen des Militärs und kreativ arbeitenden Intellektuellen gearbeitet habe.)

Doch zurück zu meiner Patientin: Ich begann die Behandlung, ohne ihre Hypnotisierbarkeit vorher zu testen. Alles verlief vollkommen normal, bis ich sie anleitete, sich mit geschlossenen Augen ihre Lieblingsstelle im Wald vorzustellen. Plötzlich schrie sie auf, begann zu weinen und zu stöhnen ... das Weinen wurde immer stärker, fast hysterisch. Eine so starke Reaktion während der Behandlung hatte ich noch nie zuvor erlebt. Mit Mühe gelang es mir, die Dame zu beruhigen und wieder aus der Trance herauszuführen. Und dann stellte sich heraus, dass sie sich einen Platz im Wald vorgestellt hatte, an dem sie früher oft gemeinsam mit ihrem Mann gewesen war, und – das hatte ich nicht ahnen können – an eben diesem Ort war „das Unglück" mit ihrem Mann vor zwei Jahren passiert. Er hatte plötzlich starke Schmerzen in der Herzgegend bekommen ... Bis zur Stadt war es ein weiter Weg, doch er war selbst noch bis zum Krankenhaus gefahren. Die Diagnose lautete: schwerer Herzinfarkt. Ein paar Tage später war er verstorben. Daher die starke Reaktion der Witwe.

Aber die Geschichte mit meiner Patientin endete trotzdem gut: Sie konnte nach einer Reihe von Sitzungen bei mir ohne die Einnahme von Hormonen gut mit den wechseljahresbedingten Beschwerden leben und fühlte sich nach unserer Therapie auch insgesamt viel besser.

Theoretischer Exkurs

Die Muster psychosomatischer Erkrankungen

Der Bezeichnung „psychosomatische Erkrankung“ wird häufig noch als „eingebildet“ oder „psychogen“ missverstanden. Die psychosomatische Medizin beschäftigt sich jedoch mit den Zusammenhängen von körperlichen Erkrankungen und psychosozialen und psychosomatischen Faktoren. „Psychosoziale“ Faktoren beziehen sich auf das Erleben und Verhalten einer Person, hier können Konflikte im sozialen Zusammenleben in Form einer Erkrankung zu einem körperlichen Ausdruck führen. Bei „psychosomatischen“ Faktoren beeinflussen „innere“, psychische Probleme die Entstehung und den Verlauf einer körperlichen Erkrankung.
Können bei einem Patienten beispielsweise typische, wiederkehrende körperliche Reaktionen wie etwa Schmerzen aufgrund bestimmter Situationen im sozialen Umfeld festgestellt werden, kann dies im Sinne der Gestalttherapie als fixes Gestalt-Schema oder unter Gesichtspunkten des NLP als starres Reiz-Reaktions-Muster angesehen werden und damit als Verlust einer flexiblen Regulationsfähigkeit bei Konflikten mit der Umwelt.
Ein automatisiertes Reiz-Reaktions-Muster hat sich eingeprägt – die Art dieser Speicherung etwa als Schmerzgedächtnis in Gehirn, Nervenzellen oder Bindegewebe ist noch nicht wissenschaftlich geklärt. In der Hypnotherapie oder mit anderen psychotherapeutischen Methoden werden solche mit der psychosomatischen Erkrankung verbundenen Reiz-Re-

aktions-Muster, Glaubenssätze, Traumata oder andere nicht mehr der Selbstregulation unterliegenden Konflikte und Verhaltensmuster bearbeitet und aufgelöst.

MIT HERZ UND SEELE

Ich bin mir sicher, dass nicht alle Ärzte daran glauben, dass man bestimmte Fälle von Herzrhythmusstörungen im Trancezustand durch zielgerichtete Suggestionen regulieren kann. Deshalb möchte ich hier einige Beispiele anführen:

Eine Frau, die alle Ärzte aus dem Notdienst in Tallinn persönlich kannten, wurde meine Patientin. Ihr Puls erreichte manchmal 200 Schläge pro Minute (normal ist ein Puls von 60 bis 70 Schlägen pro Minute). Nach nur eineinhalb Monaten Hypnotherapie war dies wieder nahezu in Ordnung.

Ein anderer Patient in Jekaterinburg hatte einen Herzinfarkt erlitten. Er wurde auf der kardiologischen Station behandelt. Die Ärzte hatten die Situation zwar wieder im Griff, aber er klagte weiter über starke Schmerzen im Herzbereich. Der Chefarzt der Abteilung für Innere Medizin, ein Mann mit Weitblick, der offen war für Neues, pflegte mich mit Arbeit zu überhäufen und schickte den oben genannten Patienten zu mir. Man konnte ihn gut hypnotisieren, und es gelang mir schon in wenigen Sitzungen, ihm seine Todesangst zu nehmen. Wie sich herausstellte, hatte er geglaubt, dass seine Chancen in Wirklichkeit schlecht stünden und die Ärzte ihn nur beruhigen wollten. Im Laufe von neun Hypnosesitzungen ließen seine Schmerzen im Bereich des Herzens nach und schließlich konnte er entlassen werden.

Auch ein Patient, der vor Kurzem eine Herzoperation hatte, rief mich an. Dasselbe Thema also. Der Anrufer fragte mich, ob er seine Todesangst denn jemals wieder loswerden könne. Diese Angst verfolge ihn jetzt schon seit mehr als einem Jahr.

„Ich bin Programmierer von Beruf", erzählte er, „ich glaube nicht an Wunder. Hypnosen im Fernsehen von Kaschpirowski & Co. hatten auf mich nie eine Wirkung. Ich habe aber schon so viel von Ihnen gehört, habe einen Artikel über Ihre Arbeit in der Zeitung gelesen und bin zu dem Schluss gekommen, dass Sie ein seriöser Arzt sind und sich nicht mit Blödsinn beschäftigen. Bitte, helfen Sie mir! Ich quäle mich so und meine Familie quäle ich auch! Erst kürzlich bin ich Vater geworden. Das ist eigentlich eine große Freude! Am liebsten würde ich meine Tochter immer im Arm halten, aber wenn ich sie auf den Arm nehme, weint sie manchmal und ich werde nervös, gereizt, manchmal sogar aggressiv ... Das ist doch nicht normal. Ich kann nachts nicht schlafen, wache auf und horche, ob mein Herz noch schlägt. Alle um mich herum sollen sich um mich kümmern, denn ich habe Angst, dass mir nicht mehr viel Zeit auf dieser Welt bleibt. Ich bin erst 35 Jahre alt, aber in letzter Zeit habe ich das Gefühl, als sei ich schon hundert."

Die Krankengeschichte dieses Patienten war, wie ich später erfuhr, die folgende: Igor, so hieß er, war als Teenager mit seinen Eltern nach Deutschland gekommen. Die deutsche Schule war wegen der deutschen Sprache, die er noch nicht perfekt beherrschte, anstrengend für ihn gewesen, danach kam auch noch ein lernintensives Universitätsstudium. Er fühlte sich immer müde. Wegen der großen Belastung – zehn bis fünfzehn Prüfungen pro Semester – konnte er oft nicht gut schlafen. Doch nach Abschluss des Studiums hatte er Glück: Er fand Arbeit in einer großen Firma. Aber auch hier erwartete man einen hohen persönlichen Einsatz von ihm. Nach einiger Zeit bemerkte er, dass er sich immer wieder in die Herzgegend fasste, dass da etwas nicht stimmte ... und so landete er eines Tages direkt vom Büro aus auf dem Operationstisch. Die Diagnose lautete: Defekt der Mitralklappe und Thrombose in zwei Herzkranzgefäßen. Die Operation verlief gut. Eine neue Klappe wurde eingesetzt, zwei Blutgefäße erweitert. Die Schmerzen verschwanden, das EKG war wieder in Ordnung ... doch Igor wurde von jetzt an von furchtbaren Todesängsten geplagt.

„In der Reha war ich der Jüngste. Jedes Mal, wenn ich Patienten sah, die viel älter waren als ich, dachte ich, dass ich nie so alt werden würde. Ich bekam Panikattacken und die verschriebenen Antidepressiva verschlimmerten meinen Zustand noch. Ich lebe ständig mit dieser furchtbaren Todesangst. Die Ärzte versichern mir zwar immer wieder, dass mein Herz absolut normal funktioniere ..., aber die Angst geht einfach nicht weg."

Ich erfuhr, dass Igor seit seiner Kindheit Angst hatte, Aufzug zu fahren, denn im Lift packte ihn eine tiefe Unruhe. Der Hintergrund seiner Neurose war mir damit klar. Und nun wollte ich erfahren, wo der Auslöser für den heutigen Zustand lag. Nach einigen Sitzungen hatten wir ihn gefunden: Nach der Operation hatte Igor auf der Intensivstation gelegen. Er stand noch unter der Wirkung der Narkose, war also noch nicht ganz bei Bewusstsein. Auf der anderen Seite des Raums, hinter einem Wandschirm, lag ein Mann, den Igor unentwegt schwer atmen hörte. Ständig waren Verwandte bei ihm, die sich um ihn kümmerten und sich die ganze Zeit im Flüsterton miteinander unterhielten. Einen Tag später war es plötzlich still hinter dem Wandschirm, die Menschen waren alle verschwunden. Gegen Morgen sah Igor, wie zwei Sanitäter den zugedeckten Leichnam des Mannes aus dem Zimmer trugen.

„Ich zitterte am ganzen Körper", erzählte er mir, „fühlte mich wie eingefroren. Und plötzlich kam mir der Gedanke: ‚Mir wird es genauso gehen. Jetzt ist es aus mit mir. Es bleiben nur noch ein paar Tage.' Seither habe ich meine Ruhe und meine Lebensfreude nicht wiedergefunden. Ich war bei allen möglichen Ärzten. Solange ich mit ihnen spreche, bin ich beruhigt. Sobald ich jedoch die Praxis verlasse, kommen diese Gedanken zurück ... Da helfen keine tröstenden Worte, sie wirken nicht. Und die Medikamente machen mich noch müder und ich kann dann nicht mehr arbeiten. Ich sehe gerade nicht, wie es weitergehen soll ... Ich bin so unglaublich erschöpft."

Der Patient, der vor mir saß, war skeptisch, misstrauisch, er analysierte alles. Ich beschloss, ihn zuerst auf Suggestibilität zu testen: Mit meinem Arm, der symbolisch als Magnet diente, zog ich ihn nach unten und plötzlich sank er tatsächlich zu Boden.

„Igor", sagte ich, „Sie haben Glück. Sie reagieren gut auf meine Therapiemethoden, und das bedeutet, dass eine große Chance besteht, dass wir erfolgreich sein werden. Jetzt prüfe ich noch, wie Sie auf den Barozyklon reagieren. Das ist ein neues Gerät, eine Kammer mit schnell wechselndem Luftdruck, das in der russischen Medizin unter anderem zur Massage der Blutgefäße des Gehirns, der Herzkranzgefäße und der Kapillaren in den Knochen verwendet wird."

„Und ich werde darin nicht ersticken ...?", fragte Igor ängstlich nach.

„Haben Sie keine Angst, Igor, die Behandlung wird heute nur drei Minuten dauern. Und ich werde die ganze Zeit direkt neben Ihnen stehen", erwiderte ich.

Durch die durchsichtige Membran konnte ich sehen, wie er sich beruhigte, obwohl es in der Kammer sehr eng war und mein Patient doch seit seiner Kindheit Angst in geschlossenen Räumen hatte. Dann verlängerte ich die Behandlung um weitere drei Minuten. Der Patient hielt diese Zeit ohne jegliche Probleme aus, und somit stand uns auch dieser Weg offen, um seine Grundangst abzubauen. Ich fand heraus, dass die Ursache für seine Ängstlichkeit unbewusst bei seiner Mutter lag, die als Ärztin gearbeitet und immer verlangt hatte, dass die Wohnung blitzsauber und am besten keimfrei sei, da man sonst durch die Bakterien krank werden und sterben könnte.

Nach dieser Sitzung gingen wir in einen anderen Raum, wo ich Igor mit einem speziellen Massagegerät Hals und Schultern massierte. Die Massage durchblutete den behandelten Bereich gut und Igor fühlte hier eine starke Wärme. Unter Hypnose verankerte der Patient dieses Wärmegefühl bei sich. Ich nenne das „einen psychischen Anker setzen".

Ich bemerkte, dass nicht nur die Halsmuskeln, sondern auch die Waden bei Igor hart wie Stahl waren. Allein mit meinen Händen hätte ich sie nie richtig weich massieren können. Patienten wie Igor haben immer einen hohen Muskeltonus, mögen keinen Sport und wissen nicht, wie sich Entspannung anfühlt.

Nach der beruhigenden Hypnosesitzung sagte Igor: „Das ist ein ungewöhnlich schöner Zustand! Ich fühle mich wunderbar matt und schlapp wie ein Teig."

„Das bedeutet, dass Sie entspannt sind", erwiderte ich. „Ihr Gehirn hatte diese angenehmen Gefühle schon vergessen, oder, genauer gesagt, es hatte das Gestalt-Schema – das Muster oder Bild im Gehirn – von entspannten Muskeln verloren. Deshalb werden wir jetzt spezielle Übungen machen und psychische Anker zur Hilfe nehmen, um den Blutkreislauf in Armen und Beinen zu verbessern."

Bevor Igor an diesem Tag ging, fragte er mich unvermittelt: „Doktor, sind Sie eigentlich abergläubisch?"

„Wie kommen Sie denn darauf?"

„Sie haben meinem Freund Alex, als er wegging, gesagt, dass er in den Spiegel im Wartezimmer schauen solle."

„Ach so", sagte ich, „mit Aberglauben hat das nicht das Geringste zu tun. Ich empfehle allen Patienten nach der Behandlung in den Spiegel zu sehen, damit sie feststellen, wie rosig ihr Gesicht jetzt aussieht."

Nach der Behandlung mit Hypnose, Massage und Barozyklon verschwinden besonders bei Frauen mit labilem vegetativem Nervensystem alle Unreinheiten und Pickel, selbst Akne im Gesicht. Die Haut wird rein und samtweich. Wenn die Haut eher fettig war, wird sie trockener, wenn sie trocken war, wird sie weich und zart. Auch die Schweißproduktion normalisiert sich. Der Biocomputer installiert das Programm, das den gesunden Ablauf des Stoffwechsels bestimmt, von selbst. Das ist fast wie Kosmetik, aber ohne Cremes und Salben. Das alles erklärte ich Igor.

„Doktor, mir ist es egal, wie meine Haut ist. Ich sehe schon seit vielen Jahren nicht mehr in den Spiegel, und wenn mein Blick doch zufällig in einen Spiegel fällt, betrachte ich mein Gesicht nicht … Es ist für mich fast so, als ob es nicht da wäre. Ich besitze – im Gegensatz zu meiner Frau – kein einziges Foto von mir … es gibt keines an der Wand, keines im Fotoalbum, kein Foto mit meiner Frau, keines mit meinem Kind ...“, erzählte Igor.

„Diesem Thema müssen wir nachgehen“, dachte ich mir. „Ich sollte mit seiner Frau und mit seiner Mutter sprechen.“

Igors Mutter erwies sich als sehr energische Frau. In der Sowjetunion war sie eine gute Frauenärztin gewesen, hier im Westen arbeitete sie als Krankenschwester und machte zahlreiche Nachtdienste. Wieder einmal stellte ich fest, wie leicht es doch ist, mit Menschen zu sprechen, die in einem fremden Land nicht untergegangen sind, die eine Aufgabe und dabei weder Illusionen noch Vorurteile haben.

„Igor war ein Frühchen“, erzählte mir seine Mutter. „Er war in seiner Kindheit sehr oft krank. Deshalb haben sein Vater und ich ja auch nie daran gedacht, noch ein Kind zu bekommen. Er war unser Ein und Alles, wir haben ihn sehr behütet. Unser Sohn war dazu noch ein sehr hübsches Kerlchen. Jeder, der ihn sah, sagte das. Die Lehrer in der Schule mochten ihn, er war ein guter Schüler und dabei immer gutherzig, immer hilfsbereit. Als er fünfzehn Jahre alt war, gingen wir nach Deutschland. Wir wohnten lange Zeit in einem Wohnheim. Und plötzlich, als Igor siebzehn wurde, änderte sich sein Verhalten sehr. Er zog sich immer mehr zurück, erzählte mir immer weniger von seinem Leben und was er so machte, von seinen Freunden, von den Büchern, die er gerade las … Wir hatten früher ein sehr enges Verhältnis gehabt. In dieser Zeit freundete er sich mit einem Mädchen aus unserem Wohnheim an. Sie kam oft zu uns und die beiden machten gemeinsam Hausaufgaben. Igor half ihr viel in Mathematik und Deutsch. Das Mädchen lebte mit seiner Mutter zusammen, die immer und mit allem unzufrieden war und sich mit fast allen Bewohnern des Wohnheims zerstritten hatte. Sie erzählte gern, wie gut sie in der Ukraine gelebt und wie sehr die anderen sie beneidet hatten. Einmal erfuhr ich, dass diese Mutter herumerzählte, ihre schöne Tochter habe großen Erfolg bei den Jungs und dieser ‚hässliche' Junge – damit war Igor gemeint – habe keine Chance bei ihr. Ich fürchte, dass meinem Sohn das auch zu Ohren gekommen ist. Es kann natürlich auch sein, dass diese dumme Gans ihm das persönlich gesagt hat. Wie auch immer, ich vermute, dass er sein Aussehen seitdem nicht mehr mag und Angst hat, in den Spiegel zu schauen, und sich auch nicht mehr fotografieren lassen will."

Als Igor zwei Tage später wieder kam, beantwortete er meine Frage nach seinem Befinden mit folgenden Worten: „Ehrlich gesagt bin ich sehr traurig. Gestern Abend, vor dem Schlafengehen, zitterte ich wieder am ganzen Körper. Der Gedanke, dass mein Ende nahe ist, war wieder da und damit auch der Gedanke, dass unsere Bemühungen ganz und gar nutzlos sind."

„Wie war der gestrige Tag für Sie? Hatten Sie viel Arbeit?", wollte ich wissen.

„Das kann man wohl sagen. Gestern war ein unglaublich stressiger Tag: acht Stunden ohne Pause vor den Computer ... Es war ein dringender Auftrag vom Chef. So etwas passiert öfters bei uns."

„Dann ist vielleicht die große Arbeitsbelastung die Ursache dafür, dass sich Ihr Zustand verschlimmert hat", mutmaßte ich.

„Das würde ich nicht sagen. Daran bin ich ja gewöhnt", meinte Igor.

„Und wie ging es Ihnen am Abend zu Hause? Konnten Sie sich da entspannen?", fragte ich nach.

„Ja. Ich habe am PC gesessen und im Internet nach einer neuen Wohnung gesucht. Wir suchen schon seit Langem ein neues Zuhause", gab er zur Antwort.

„Und: Haben Sie etwas gefunden?“

„... Beim Suchen bin ich auf eine Seite mit Klatsch und Tratsch über Promis gestoßen: wer wen geheiratet hat, wer geschieden wurde, wer gestorben ist ... Und sofort wurde ich wieder nervös und begann zu suchen, wer von ihnen an einer Herzkrankheit gestorben ist. Und das waren dann doch einige. ... Da war er dann wieder, der Teufelskreis, und meine Gedanken drehten sich wieder nur um ein Thema: um den Tod. Ich konnte erst gegen Morgen einschlafen.“

Igors Zustand stabilisierte sich erst nach etwa einem halben Jahr.

THEORETISCHE EXKURSE

Einen „Anker" setzen – Wie wir eine ungewünschte Reaktion verändern

Als „Anker" wird in Hypnotherapie und NLP ein äußerer oder innerer Reiz verstanden, der einen emotionalen Zustand hervorruft. Der Therapeut verbindet beim „Ankern" wie bei der klassischen Konditionierung einen bestimmten Reiz mit einer bestimmten Reaktion, meist um eine bestehende zwanghafte Reaktion zu verändern und aufzulösen.
Wird eine solche neue Konditionierung gesetzt, ermöglicht dies dem Klienten eine neue Handlungs- und Reaktionsstrategie. Als Anker-Reiz dafür kann jeder der fünf Sinneskanäle verwendet werden:

- *visuelle Anker* wie Gesten, Mimik, Symbole, Bilder und Farben,
- *klangliche Anker* wie Geräusche, Melodien und akustische Signale,
- Anker, die einen *Geschmack oder Geruch* einbeziehen oder
- *kinästhetische Anker* wie Berührungen an bestimmten Punkten des Körpers.

Meist setzt man mindestens drei Sinnesebenen ein. Diese werden kombiniert, indem, beispielsweise beim Zusammendrücken von Daumen und Zeigefinger, ein passendes Wort in besonderer Klangmelodie ausgesprochen wird.

Flexibel ausserhalb eines Gestalt-Schemas agieren

In der Gestalttherapie bezieht sich der Begriff „Gestalt“ zunächst auf das Verb „gestalten“ und meint das Formen eines sinnvollen Ganzen. Ein „Gestalt-Schema“ wird als mögliches Reaktions- und Verhaltens-Muster auf die Auseinandersetzung mit der Umwelt verstanden. Eine „offene Gestalt“ taucht mit einem entstehenden Bedürfnis aus dem (Hinter-)Grund des Unbewussten auf und wird im Vordergrund, also im Bewusstsein zur sogenannten Figur. Ist das Bedürfnis befriedigt, wird es als „geschlossen“ bezeichnet und die „abgeschlossene Gestalt“ kann wieder in den Grund, ins Unbewusste eintauchen. So macht es Platz für ein neues Bedürfnis und eine neue „Gestalt“. Dies versteht die Gestalttherapie als Fähigkeit des Organismus zur Selbstregulierung.
Begründet wurde die Gestalttherapie von dem Psychotherapeuten Fritz Perls (1893–1970) und seiner Ehefrau, der Psychoanalytikerin Laura Perls (1905–1990). Sie gingen davon aus, dass Menschen in ihrer Reaktion auf die Umwelt eine Art „Kontaktgrenze“ besitzen. Durch die sogenannte Selbstregulierung kann der Mensch seine Bedürfnisse in der Umwelt befriedigen. Dazu muss sich der Mensch mit der Umwelt auseinandersetzen; die verschiedenen Verhaltensmuster dieser Interaktion werden auch als „Gestalt-Schema“ bezeichnet. Wer beispielsweise Hunger verspürt, für den hat das Essen Vorrang und der kann sich so lange auf nichts anderes konzentrieren, bis er gesättigt ist oder ein anderes zentrales Grundbedürfnis wie etwa das Überleben auftaucht. Ist der Hunger gestillt, so ist die Selbstregulierung abgeschlossen –

die offene Gestalt „Hunger“ wurde mit der Sättigung „geschlossen“.
An der „Kontaktgrenze“ mit der Umwelt können allerdings auch Konflikte entstehen, die die Selbstregulierung verhindern. An den Konflikten kann das Individuum wachsen bzw. „reifen“. Bei den vier verschiedenen Störungen an der Kontaktgrenze handelt es sich stets um „Konfusionen zwischen dem Selbst und dem anderen“, so Perls, die eine Balance verhindern und zu psychischen Störungen führen können. Dabei kann die Kontaktgrenze zu weit im Innenraum des Individuums sein oder zu weit in der Umwelt, sie kann zu schwach oder zu stark ausgeprägt sein: So werden Normen und Regeln in der Kindheit unreflektiert übernommen, ohne dass man sich später damit auseinandersetzt; die eigene Psyche wird nach außen projiziert und eigene Schwächen werden im sozialen Umfeld kritisiert oder statt einer anderen Person etwas anzutun, tut man es sich selbst an.
Die therapeutische Arbeit an einer Situationen verändert den Kontakt des Patienten zu sich selbst und zu seiner Umwelt, sodass er wieder flexibel außerhalb eines fixen „Gestalt-Schemas“ reagieren kann.

EINE NATÜRLICH SCHÖNE HAUT – GANZ OHNE KOSMETIKA

Viele Fachleute behaupten, dass es keine wirklichen Hautkrankheiten gebe, dass es sich dabei vielmehr um Störungen des Rhythmus im Stoffwechselzentrum des Hypothalamus handele. Das entspricht auch meinen Erfahrungen.

Ich kann mich an eine Patientin erinnern, deren Äußeres wenig ansehnlich war: Die Haut auf ihren Augenlidern und um ihre Augen herum war feuerrot, die Augenlider selbst waren rissig und geschwollen. Schon zwei Jahre lang hatte die arme Frau – sie war jung und sympathisch, Mutter von zwei kleinen Kindern und von Beruf Kosmetikerin – erfolglos gegen diese Krankheit gekämpft, die ganz plötzlich aufgetreten war.

Die Hautärzte hatten *Neurodermitis* diagnostiziert und ihr immer neue antibiotika- und hormonhaltige Salben verschrieben. Diese halfen aber leider nur wenig und immer nur für kurze Zeit: Die Schwellung ging zurück und die Rötung ließ nach, um kurz darauf umso schlimmer wieder aufzublühen. Die Patientin arbeitete schon mit einer dunklen Brille, denn sie hatte Angst, ihre Arbeit zu verlieren. Stellen Sie sich eine Kosmetikerin mit einer solchen Haut vor!

Die junge Frau war verzweifelt, als sie zu mir kam. Ich erfuhr, dass ihr Bruder, den sie sehr geliebt hatte, vor zweieinhalb Jahren bei einem Autounfall ums Leben gekommen war. Damals waren ihre Kinder noch ganz klein gewesen, sie hatte nachts öfters aufstehen und nach ihnen sehen müssen, tagsüber hatte sie zu Hause als Kosmetikerin gearbeitet.

Als sie die ersten Veränderungen um die Augen herum bemerkte, dachte sie, es handele sich um eine Allergie gegen Wimperntusche. Also hörte sie auf, sich die Augen zu schminken. Aber die Krankheit verschlimmerte sich dennoch ...

Ich arbeitete mit neurolinguistischem Programmieren und löste so das Muster der Krankheit im Gehirn allmählich auf, die Rötung ließ nach, die Schwellung ging zurück. Doch dann kam ein Rückfall. Folgendes war passiert: Die Patientin hatte in der Straßenbahn gesessen und gesehen, wie der Mann ihr gegenüber plötzlich ganz blass wurde und bewusstlos zu Boden fiel. Die Straßenbahn hielt, der Notdienst kam, man versuchte, den Mann wiederzubeleben ... und das alles vor ihren Augen! Natürlich rief das wieder die Erinnerung an den Tod ihres Bruders wach. Der Zustand ihrer Haut bei diesem Rückfall war nun noch viel schlimmer als bei ihrem ersten Besuch.

„Ich habe keine Hoffnung mehr ... Wird mich dieser Alptraum denn mein ganzes Leben lang verfolgen?", sagte sie entmutigt zu mir.

Zum Glück hatte ich schon Ähnliches in meiner Praxis erlebt und konnte sie beruhigen: Nach der Verschlimmerung der Krankheit würde auf jeden Fall eine Verbesserung Ihres Zustands folgen. Ich nenne solche Erscheinungen „Verbesserung durch Verschlimmerung". Und so kam es auch: Die Verschlimmerung hielt in diesem konkreten Fall etwa zwei Wochen an und dann trat wirkliche Heilung ein ...

Meine ersten Versuche mit der Behandlung von Hautkrankheiten liegen weit zurück. Die erste Patientin, die ich etwa 1974 in Swerlowsk mit Hautproblemen behandelte, war eine Zugbegleiterin gewesen, die kurz zuvor von ihrem Mann verlassen worden war. Schon bald nachdem er gegangen war, bekam sie ein nässendes Ekzem an den Knien, das furchtbar juckte. Die Verbände mit der Salbe, die ihr der Arzt verschrieb, halfen wenig. Als sie sie abnahm und mir ihre Beine zeigte, sah ich einen „blutigen Brei". Gesunde Haut sah ich keine.

Jemand hatte dieser Frau zur Hypnose geraten. Da ihre Krankheit einen psychogenen Charakter hatte, beschloss ich tatsächlich, es mit Hypnose zu versuchen. Bereits nach wenigen Sitzungen hatte sich das Jucken beruhigt, das Ekzem trocknete aus und sie konnte endlich wieder normal schlafen.

Dieser recht schnelle Erfolg begeisterte und ermutigte mich. Ich hatte nicht daran gezweifelt, dass es funktionieren würde, aber so bald hatte ich nicht damit gerechnet. Übrigens beschleunigen der Glaube des Arztes an seinen Erfolg, seine Selbstsicherheit und seine Erfahrung die Wirkung der Behandlung.

Ein anderes Mal kam eine Patientin mit der Diagnose *vegetativ-zirkulatorische Dystonie* zu mir. Sie hatte starke Kopfschmerzen, die nach einigen Behandlungen ganz verschwunden waren. Mit Tränen in den Augen bat sie mich, auch ihrer sechzehnjährigen Tochter zu helfen, die unter *Neurodermitis* mit äußerst starkem Juckreiz litt. Und so kam eines Tages ein schlankes Mädchen mit großen blauen Augen in mein Sprechzimmer. An Hals und Händen waren blutige Kratzspuren zu sehen. Vor Kurzem habe sie an einem Tanzkurs in der Schule teilgenommen, aber kein Junge habe sie zum Tanzen aufgefordert, erzählte sie mir.

„Sie ekeln sich vor mir …“, sagte sie und ihr flossen dabei Tränen über die Wangen.

Ich war sehr empört über die jungen Männer. Ich nahm die Hand des Mädchens und versprach ihr: „Ich werde dir ganz bestimmt helfen, aber nur unter einer Bedingung …“

„Gut“, sagte sie seufzend. „Ich bin mit allem einverstanden. Ich werde alles tun …“

„Merk dir alle Jungen, die jetzt nicht mit dir tanzen wollen. Bald schon wirst du eine sehr hübsche junge Frau sein. Du hast jetzt schon eine wundervolle Figur und wunderschöne Augen ... Auf dem Abschlussball darfst du mit keinem dieser Jungen tanzen.“

Nach ein paar Monaten Hypnosebehandlung war die Haut am Hals ganz rein und auf den Händen blieben kaum Narben – obgleich sie die Krankheit ja seit einigen Jahren gehabt hatte. Und eineinhalb Jahre später kam eines Tages eine schlanke, sehr attraktive junge Frau zu mir, die ich auf den ersten Blick gar nicht erkannte.

„Doktor, ich komme nur kurz vorbei, um hallo zu sagen. Ich will gar nicht in Ihre Sprechstunde kommen. Ich wollte nur, dass Sie wissen, dass ich mein Versprechen gehalten habe. Auf dem Abschlussball hab ich mir selbst einen Tanzpartner ausgesucht. Allen anderen habe ich einen Korb gegeben. Ich bin jetzt ganz gesund! Sehen Sie mal, sogar auf meinen Händen sind keine Narben mehr zu sehen!"

Ihre schönen Augen glänzten vor Glück. Und ich habe mich mit ihr gefreut ...

Oft berichten mir Patientinnen, die ich wegen Hautkrankheiten behandle, dass sie sich während des Zeitraums der Behandlung öfter die Haare schneiden lassen müssen, weil diese schneller zu wachsen beginnen, dass ihre Struktur sich verändert und dass sie kräftiger werden und nicht mehr ausfallen.

Ich erkläre das damit, dass diese Patientinnen häufig Menschen neurotischen Typs mit einer eher labilen Psyche sind. Wie man weiß, ist die Muskelspannung bei einem Menschen größer, je instabiler die Psyche ist, und zwar nicht nur die Spannung von Rücken- und Beinmuskeln, sondern auch die der Muskeln der Kopfhaut, und das führt zur Verengung der Blutgefäße, die die Haare mit Blut versorgen. So können die Haare nicht gut wachsen und fallen eher aus. Wenn sich die Spannung löst, wachsen die Haare wieder besser.

GESUNDES HAAR IST WAHRER REICHTUM

Natascha G., die Ehefrau eines jungen Offiziers, kam mit Perücke in meine Sprechstunde.

„Doktor, jedes Mal, wenn ich meine Haare gewaschen habe, ist der Abfluss voller Haare. Meine Kopfhaut juckt ständig, ich habe das Gefühl, dass sie immer schmutzig ist. All die heißen Umschläge, die mir die Ärzte empfohlen haben, helfen nicht. Die Haare fallen weiter aus … Es ist schrecklich! Ich schäme mich so wegen meiner Frisur. Deshalb habe ich mir diese Perücke gekauft. Die Ärzte haben mir das auch empfohlen“, sagte Natascha.

„Was meinen Sie, Natascha, was könnte der Grund für Ihren starken Haarausfall sein?“, wollte ich von ihr wissen.

„Tja, das Erste, was mir natürlich dazu in den Sinn kommt, ist die Qualität des Wassers: Es ist zu hart bei uns. Vielleicht ernähre ich mich auch falsch … Oder meine Nerven sind zu schwach. Ich wache nachts oft auf, weil ich Alpträume habe. Und ich kann nicht verstehen, woher sie kommen. Körperlich bin ich nicht müde, meine Kinder lernen gut in der Schule, mein Mann bleibt abends zu Hause oder sonst wo …“, erzählte sie ganz freimütig.

„Was meinen Sie mit ‚sonst wo‘? Wissen Sie nicht, wo er ist, oder ahnen Sie etwas?“, fragte ich nach.

„Na ja, ich ahne natürlich etwas … Er hat sich in den letzten zwei Jahren sehr verändert, hat angefangen zu trinken, ärgert sich oft wegen Kleinigkeiten und wird schnell aggressiv. Vor Kurzem hat er mich angeschrien, dass ich dick und faul geworden sei.“

„Und Ihre sexuelle Beziehung, hat die sich auch verändert?“, frage ich.

„Oh, ich habe schon fast vergessen, was das ist. Ich glaube, dass er sich mit einer anderen tröstet“, erwidert die arme Frau.

„Aber Sie sind doch eine attraktive und interessante Frau.“

„Das war ich. Aber jetzt bin ich eine alte Schachtel von vierzig Jahren“, gab sie zurück.

„Natascha, sagen Sie, haben Sie beide früher heiße Liebe miteinander erlebt?“

„Und wie! Es war Leidenschaft pur …“, erinnert sie sich.

„Möchten Sie das alles wiederhaben und die Haare dazu? Wenn ja, dann gibt es einiges für uns beide zu tun!“

„Ja, das will ich, sehr sogar, vor allem schöne Haare“, erwidert Natascha.

Und so entschied ich mich, hypnotherapeutisch mit ihr zu arbeiten. Außerdem sollte sie Diät halten und Sport treiben. Einen Monat lang führte ich regelmäßig Hypnosesitzungen mit stimulierenden Suggestionen durch, die die Durchblutung in den Muskeln und in der Kopfhaut verbessern sollten. Nach einigen Wochen berichtete mir Natascha mit großer Freude, dass ihre Haare „lebendiger“ würden und dass das Jucken der Kopfhaut nachlasse. Ihre Perücke trug sie aber trotzdem weiter. Außerdem jogge sie jetzt jeden Tag und ernähre sich gesund.

Dann ging ich in Urlaub und sah Natascha danach nicht wieder. Etwa zwei Jahre später kam eine 65-jährige Dame zu mir.

„Herr Doktor, ich komme zu Ihnen, weil meine Tochter mir viel Gutes von Ihnen erzählt hat. Sie haben sie behandelt und sie ist aufgeblüht! Vielleicht können Sie sich noch an sie erinnern? Sie heißt Natascha.“

„Aber ja. Wie geht es ihr?“, rief ich überrascht aus. „Und: Warum kommt sie nicht mehr?“

„Sie ist mit ihrem Mann in eine andere Stadt gezogen. Zwischen den beiden ist jetzt wieder alles in Ordnung. Natascha arbeitet wieder. Sie hat ihr dickes, schönes Haar zurück und eine neue Frisur, die ihr sehr gut steht“, das erzählte Nataschas Mutter und ich erinnerte mich daran, dass Nataschas Kopf fast kahl gewesen war, als sie zu mir kam …

DIE MACHT DER WORTE

In den 1970er Jahren arbeitete ich in einem Krankenhaus für Eisenbahnarbeiter mit 1000 Betten im damaligen Swerdlowsk. Die leitenden Ärzte der Stationen für Innere Medizin, Gynäkologie, Neurologie, Kardiologie und so weiter konnten ihre Patienten nach eingehender Untersuchung zu mir schicken. Ich war auch für das deontologische Klima unter den Ärzten zuständig. Die Deontologie stellt Verhaltensregeln für Mediziner auf. Sie empfiehlt den Ärzten beispielsweise, ihre Zunge im Zaum zu halten, denn in der Medizin gilt die Regel: „Die Zunge ist mein Freund, aber der Feind des Patienten." Mit einem unvorsichtigen Wort oder Satz kann ein Arzt einen Menschen krank machen.

In der Familie eines Arztes in unserem Krankenhaus geschah zu jener Zeit etwas Furchtbares. Ich war damals noch jung, weshalb es für mich schwierig war, das Vertrauen meiner Kollegen zu gewinnen und von ihnen respektiert zu werden. Wenn ich nicht von dem klugen Leiter der Abteilung für Innere Medizin unterstützt worden wäre, hätte ich es damals sicher wesentlich schwerer gehabt.

Er rief mich eines Tages an und sagte: „Ich brauche Ihre Hilfe. Bei uns in der Abteilung liegt der Mann einer Kollegin. Er klagt über ständige Schmerzen in der rechten Seite. Die Ärzte hatten bei ihm den Verdacht auf *Cholezystitis*. Wir haben ihn untersucht und nichts Auffälliges gefunden. Also ist es wohl psychosomatisch. Ich finde, für Sie ist es eine Chance, zu beweisen, wie effektiv Ihre Methoden sind."

Also begann ich, mit diesem Kranken zu arbeiten. Seine Stimmung war offensichtlich eine depressive und ich begann die Behandlung mit Gruppenpsychotherapie und Hypnose. Seine Schmerzen ließen nach, er bekam wieder Appetit und seine Stimmung verbesserte sich. Als ich in

Urlaub ging, war ich mir sicher, dass mit dem Patienten alles in Ordnung war. Nach den Ferien kam ich in die Therapieabteilung zurück und fragte, wann er aus dem Krankenhaus entlassen worden sei.

„Er hat sich doch erhängt!", antwortete die Krankenschwester auf meine Frage.

Wie ich später erfuhr, hatte einer der anderen Patienten ihn, als der erneut über Schmerzen in der rechten Seite klagte, auf die Idee gebracht, zu einem Fachmann für Irisdiagnostik zu gehen. Diese Diagnoseart war damals in manchen Kreisen sehr gefragt. Aufgrund von dieser Untersuchung vermutete der Arzt ein Geschwür. Nun war der Patient überzeugt davon, dass er etwas Schlimmeres hatte, und seine Frau wandte sich an einen Bekannten, der als Arzt in einer onkologischen Klinik arbeitete. Mit dem Tomografen wurde ein Bild gemacht und der Arzt fand einen Schatten, der ihm nicht gefiel. Das überzeugte den Mann davon, dass die Ärzte ihn nur hatten schonen wollen, dass er in Wahrheit Krebs habe und keiner ihm mehr helfen könne. Ein paar Tage später nahm er sich das Leben ... Die Obduktion ergab keinen pathologischen Befund.

Etwa zu jener Zeit war es auch, dass mich Weniamin Wubermann, der damalige Chef der Chirurgie, anrief. Wir waren gut befreundet, seit ich seine *Trigeminusneuralgie* erfolgreich mit Akupunktur behandelt hatte. Damals hatte er meine Methoden kennen- und schätzen gelernt.

„Hör mal, Anatoli", sagte er, „ich habe eine Patientin, die mir keine Ruhe lässt. Ich habe sie wegen *Pankreatitis* operiert, aber da ist nichts. Höchstwahrscheinlich hatte sie nur neurotische Krämpfe im Darm. Jetzt weint und jammert sie, dass ihre Schmerzen stärker geworden seien. Ich kann sie doch in einem solchen Zustand nicht aus dem Krankenhaus entlassen. Vielleicht kannst du ihr helfen?"

So kam es, dass ich das Krankenzimmer dieser Frau betrat, um mit ihr zu sprechen, aber ich konnte keinen Kontakt zu ihr finden.

„Versuchen Sie bloß nicht, mich zu überzeugen", sagte sie weinend.

„Ich weiß doch, dass man mich nur aufgeschnitten und wieder zugenäht und dann zum Sterben zurück ins Krankenzimmer geschoben hat“, sagte sie zu mir.

„Aber sie waren doch unter Narkose! Wie wollen Sie das denn wissen?“, entgegnete ich.

„Ich weiß alles genau. Meine Zimmernachbarin hat mir die Wahrheit erzählt“, gab sie zurück.

Schon damals war mir klar, dass die Eigenschaften eines Menschen ausschlaggebend dafür sind, wie genau und wie stark er Schmerzen wahrnimmt. Meine Patientin arbeitete als Hauptbuchhalterin. Sie war sehr genau und hartnäckig, hatte ein exzellentes Gedächtnis und war außerdem nervös und misstrauisch. Sie davon zu überzeugen, dass der Chirurg nichts gefunden hatte, war schier unmöglich. Und so beschloss ich, ein Risiko einzugehen ...

„Weniamin, wir sollten unserer Patientin das Operationsprotokoll aus ihrem Krankenblatt zeigen“, mit diesen Worten wandte ich mich an meinen Freund und Kollegen.

Ein solches Vorgehen war eigentlich strengstens verboten und er reagierte zunächst empört.

„Ich weiß keinen anderen Rat. Am besten behandelst du sie doch selbst weiter“, meinte ich.

Als die Patientin dann vor Unruhe gar nicht mehr schlafen konnte, willigte Weniamin Wubermann allerdings ein. Ich gab ihr ihr Krankenblatt zu lesen, in dem die ganze Operation Schritt für Schritt protokolliert war und die von ihm persönlich als leitenden Chirurgen der Klinik unterschrieben worden war. Die Frau las den Bericht genau durch, während ich sie ruhig beobachtete und auf ihren Seufzer der Erleichterung wartete.

Da sagte sie: „Aber dieser Satz hier ist sehr undeutlich geschrieben, und das kann kein Zufall sein!“

Ich erwiderte, dass dies ein seriöses juristisches Dokument sei. Aber sie legte das Protokoll ihrer Operation zur Seite und litt weiter. Und so ging ich noch einmal zu Weniamin und verlangte von ihm mit einer Stimme, die keinen Widerspruch duldete, den undeutlichen und für unsere Patientin verdächtigen Satz im Krankenbericht noch einmal auf ein weißes Blatt Papier zu schreiben und das Ganze zu unterschreiben und abzustempeln. Das hat dann schließlich gewirkt und der Patientin blieb so eine schwere Depression erspart.

Eine andere Patientin hatte ich erfolgreich wegen Kopfschmerzen behandelt. Sie war Geschäftsführerin eines Lebensmittelgeschäfts und im damaligen Swerdlowsk, wo guter Käse oder Fisch, Rindfleisch, Pralinen und so weiter schwer zu bekommen waren, war sie deshalb so etwas wie eine Halbgöttin. „Meine Mutter war im Krankenhaus Nr. 32 (dem besten in der Stadt) in der Neurologie. Heute ist sie entlassen worden. Eineinhalb Monate lang hat man sie untersucht und wegen ihrer ständigen Kopfschmerzen behandelt, aber ohne Erfolg. Ich kann jetzt nur hoffen, dass Sie ihr helfen können!“, sagte sie zu mir, als sie eines Tages wieder bei mir auftauchte.

Und so kam ihre Mutter, eine alte Frau mit Kopftuch, ebenfalls zu mir in Behandlung. Sie stammte aus dem kleinen Dorf Tschernuschka in der Nähe von Swerdlowsk. Sie hatte gütige, aber sehr traurige Augen … und wie man weiß, sagen Augen ja unglaublich viel über einen Menschen aus.

„Maria Ivanovna, glauben Sie an Gott?“, fragte ich sie, nachdem wir uns begrüßt hatten.

Sie fuhr zusammen und fragte, wozu ich das wissen wolle. Jetzt war mir klar, dass sie an Gott glaubte.

„Ich frage nicht, ob sie regelmäßig in die Kirche gehen. Aber ich hoffe, dass Sie sich vor der Ikone bekreuzigen, bevor Sie schlafen gehen“, sagte ich.

Meine Fragen kamen so überraschend wie Schnee im Juli, denn es war ja noch zu sowjetischer Zeit! Aber so kamen wir ins Gespräch und die alte Frau taute auf. Ich verschrieb ihr eine Mixtur aus Brom und Koffein.

„Und jetzt, Maria Ivanovna, hören Sie mir bitte aufmerksam zu. Diese Arznei müssen Sie regelmäßig einnehmen. Aber bevor Sie sie nehmen, müssen Sie mit dem Finger über dem Löffel ein Kreuz in die Luft malen und flüstern: ‚Lieber Gott, schenke mir und meinem Arzt Anatoli Matenko Gesundheit.'"

Außerdem empfahl ich ihr, regelmäßig in die Kirche zu gehen. Etwa zwei Monate waren vergangen, da rief mich die Geschäftsführerin des Lebensmittelgeschäfts an.

„Anatoli Matenko, was haben Sie denn mit meiner Mutter gemacht?!", wollte sie wissen.

Mir schoss sofort der Gedanke durch den Kopf, dass ich meine Hoffnung auf gute Lebensmittel jetzt würde begraben können. Doch da fuhr sie fort: „Doktor, Sie sind ein Zauberer! Meine Mutter hat schon seit einem Monat keine Kopfschmerzen mehr. Sie geht durchs Dorf zu den Nachbarn und erzählt allen, dass der Arzt ihr eine gute Arznei verschrieben und ihr dazu empfohlen habe, darüber ein Kreuz in die Luft zu malen, was sie auch macht. Dabei sagt sie: ‚Lieber Gott, schenke mir und dem Arzt, dessen Namen ich vergessen habe, Gesundheit.'"

So entstehen Gerüchte über Wunder. Die folgende Geschichte gab solchen Gerüchten weitere Nahrung:

Es war mir gelungen, einen Bronchialasthmaanfall am Telefon zu stoppen. Damals hatte ich noch kein Auto – vor 35 Jahren war ein eigenes Auto in der Sowjetunion ein Luxus. Wir wohnten im Zentrum des damaligen Swerdlowsk, die zweite Niederlassung der Klinik befand sich aber am Stadtrand, mit der Straßenbahn etwa eineinhalb Stunden zu fahren. Eines Sonntags rief mich die diensthabende Schwester an und sagte, dass die schwerkranke, von Hormonspritzen abhängige Patientin Lenotschka, die zu 80 Prozent schwerbehindert war, furchtbare Erstickungsanfälle habe. Man habe ihr verschiedene Arzneien intravenös gegeben, aber ihr Zustand sei weiter kritisch.

Lenotschka war für mich eine sehr interessante Patientin. Zu der Zeit versuchte ich, Asthmaanfälle mithilfe von direkter Suggestion mit der Methode „Auge in Auge" zu stoppen, bei der der Hypnotherapeut dem Patienten in die Augen sieht und mit fester Stimme bestimmte Suggestionsformeln wiederholt. In einigen Fällen war mir das sehr gut gelungen, besonders bei Frau Lenotschka. Wir waren jedoch immer in direktem Kontakt gewesen. Aber jetzt verschlimmerte sich ihr Zustand und wurde sehr gefährlich.

„Bitte versuchen Sie, etwas zu machen, Anatoli Matenko! Die Kranke glaubt an Sie und hofft, dass Sie ihr helfen können!"

Ich bat die Krankenschwester, Lenotschka den Telefonhörer weiterzureichen. Ich hörte sie röcheln und sie sprach mit schwacher Stimme. Ohne die geringste Unsicherheit – so ist es immer bei meiner Arbeit, ich spüre eine große Kraft und bekomme das Gefühl, dass alles möglich ist – führte ich die Hypnose mit den Worten durch, die die Patientin schon von unserer gemeinsamen Arbeit her kannte. Nach zwanzig Minuten wurde ihr Atem ruhiger und gleichmäßiger. Das bedeutete, dass der normale physiologische Rhythmus im Atmungszentrum in der subkortikalen Hirnregion wiederhergestellt war. So habe ich unfreiwillig die Methode „Hypnose am Telefon" ausprobiert – und sie hat funktioniert.

Theoretischer Exkurs

Professor Milton H. Erickson, der Begründer der modernen Hypnotherapie

Der amerikanische Psychiater Milton H. Erickson (1901–1980) gilt als Begründer der modernen „Hypnotherapie". Dramatische Lebensumstände haben ihn dazu gebracht, sich mit Hypnose zu beschäftigen: Als Kind war er Legastheniker und galt lange als „zurückgeblieben". Seine Leseschwäche verbesserte er selbst, indem er sich die Buchstaben und Worte visualisierte. Mit siebzehn Jahren erkrankte er dann an Kinderlähmung. Als er aus einem dreitägigen Koma erwachte, war er vollständig gelähmt. Bewegungsunfähig saß er später daheim in einem Schaukelstuhl und hatte eines Tages ein Schlüsselerlebnis: Allein durch den intensiven Wunsch, aus dem Fenster zu schauen, soll er den Schaukelstuhl leicht in Bewegung versetzt haben. Seitdem arbeitete er intensiv daran, die gelähmten Muskeln mithilfe seiner Vorstellungskraft zu heilen.

Nach kaum einem Jahr konnte er wieder an Krücken gehen und die Universität besuchen. Entgegen ärztlichem Rat begab er sich auf eine 1200 Meilen lange Kanutour auf dem Mississippi, was ihn weiter kräftigte. Nach zwei Jahren war er in der Lage, leicht hinkend, aber ohne jede Hilfe zu gehen. Während des Studiums beschäftigte sich Erickson dann intensiv mit Hypnose. 1939 erhielt er die Approbation als Facharzt für Psychiatrie und arbeitete von 1934 bis 1948 als Professor für Psychiatrie an der medizinischen Fakultät der Universität De-

troit. Von 1947 bis 1974 war er in seiner Privatpraxis tätig. 1976 erkrankte er erneut an Kinderlähmung und war bis zu seinem Tod auf den Rollstuhl angewiesen.
Dem berühmten Psychiater ist es zu verdanken, dass die Hypnose wieder eine gängige Behandlungsmethode in der Psychotherapie wurde, denn Sigmund Freud hatte sie schlichtweg abgelehnt. Anders als Freud sieht Erickson im Unbewussten nichts Negatives, sondern einen unerschöpflichen Fundus positiver Ressourcen, derer wir uns zur kreativen Selbstheilung bedienen können. Nach Ericksons Ansatz sollen die durch starre Denkmuster begrenzten Fähigkeiten des Bewusstseins erweitert werden, indem der Hypnotherapeut es dem Unbewussten durch spezielle Techniken ermöglicht, Problemlösungen zu entwickeln und Selbstheilungskräfte zu aktivieren, die jenseits bewusster Lösungen liegen.
Erickson sah die Trance als einen völlig natürlichen, alltäglichen Zustand an. In seinen Therapien mit Hypnose und Trancezuständen arbeitete er oft sehr kreativ und je nach Fall ganz pragmatisch, ohne sich an theoretischen Regeln und Abläufen zu orientieren. Daher entwickelte er selbst keine größeren Theoriekonzepte und lehnte es ab, eine eigene psychotherapeutische Schule zu begründen. Dennoch hatte der Psychiater großen Einfluss auf die Therapeuten seiner Zeit und auf die Nachwelt. Er beeinflusste die Familientherapie und viele Schulen der systemischen Therapie, insbesondere die sogenannten lösungsorientierten Ansätze, die Provokative Therapie und die Systemischen Strukturaufstellungen. Aus dem Studium seiner Techniken wurden Methoden entwickelt, die wiederum als „neurolinguistisches Programmieren“ (NLP) bekannt wurden.

FEHLER KÖNNEN WIR UNS NICHT LEISTEN!

Mein Beruf erfordert, dass ich keine Fehler mache und eine gute Intuition habe, die mich in meinem Handeln leitet. Die Geschichte, die ich an dieser Stelle erzählen möchte, ereignete sich im Tallinner Marinehospital. Ein Arzt aus der Intensivstation rief mich während meiner Psychotherapie-Gruppensitzung an.

„Deine Patientin mit dem Bronchialasthma ist bei uns. Sie ist im *Status asthmaticus*", sagte er.

Das bedeutete, dass sie einen Anfall nach dem anderen bekam. Und wenn die Schleimhaut der Bronchien sehr stark anschwillt, kann das fatal enden. Der Arzt von der Intensivstation sagte, dass er ihr intravenös verschiedene Arzneien gegeben habe und eigentlich schon eine Überdosis befürchte. Die Patientin jammere trotzdem, dass sie Angst habe zu sterben und dass wir Doktor Matenko holen sollten.

„Also, Anatoli, wir erwarten dich bei uns", schloss er seinen Bericht ab.

„Bist du noch zu retten?! Seit wann kommt denn der Psychotherapeut auf die Intensivstation?", gab ich zurück.

„Hör mal, sie jammert, dass nur du ihr helfen kannst ..."

Und so ließ ich meine Gruppe allein und machte mich doch auf den Weg nach oben zur Intensivstation. In solchen Situationen handelt man oft intuitiv. Das Wichtigste ist eben, sich auf die neue Situation einzustellen. Und nachdem wir eine halbe Stunde um ihr Leben gekämpft hatten, schlief die Patientin ruhig ein. Ich aber fühlte mich noch Tage später müde und erschöpft.

Noch anstrengender und riskanter war für mich die Behandlung von Nadja, einer hübschen, schlanken brünetten Frau mit traurigen blauen

Augen. Nadja war 28 Jahre alt und ein einsamer Mensch. Wegen ihres schweren Bronchialasthmas war sie in so jungen Jahren bereits als erwerbsunfähig eingestuft. Nadja machte bei mir eine dreiwöchige Hypnosebehandlung und die Ärzte der Abteilung für Innere Medizin begannen schon, sie auf die Entlassung aus dem Krankenhaus vorzubereiten, als es plötzlich einen unerwartet heftigen Wetterwechsel gab. Viele Menschen, darunter auch Ärzte, hatten Kopfschmerzen, und natürlich verschlechterte sich Nadjas Zustand ebenfalls. Einige Tage lang hing sie am Tropf. Ohne Tropf entwickelte sich sofort ein neuer starker Anfall bei ihr. Irgendwann bat mich die Leiterin der Abteilung für Innere Medizin um Hilfe.

Wir gingen ins Krankenzimmer und hier sprach ich die Patientin mit gespieltem Erstaunen an: „Hallo, Nadja. Was machst du denn hier?"

„Ich bin krank", flüsterte sie.

„Das ist nicht wahr. Es könnte dir schon längst viel besser gehen. Ich warte in meinem Sprechzimmer in der vierten Etage auf dich", sagte ich.

„Ich werde nicht kommen können, ich werde ersticken", erwiderte sie.

„Tu dein Bestes! Ich glaube, es ist Zeit für dich, dass du das Krankenhaus verlässt. Das ist ja kein Kurort und hier gibt es nicht viel Interessantes."

Ich sprach absichtlich ein wenig barsch mit ihr. Die Ärztin war schockiert und stieß mir einige Male mit dem Ellbogen in die Seite. Dann verließen wir das Zimmer und gingen in den Korridor.

„Was soll das denn?! Wie soll sie in einem solchen Zustand zu dir kommen können?!", wollte die Ärztin wissen.

„Du wirst sehen, sie wird kommen … und wenn sie zu mir hinaufkriechen muss. Sie braucht einen Arzt, der ihr die Angst vor der Einsamkeit nimmt", gab ich zurück. Und ich war überzeugt von dem, was ich sagte.

„Also gut“, sagte meine Kollegin, „aber wenn ihr etwas passiert, bist du dafür verantwortlich ...“

Das war an einem Freitag. Am Samstag und Sonntag konnte ich keine Ruhe finden. … Und am Montag um 10 Uhr saß Nadja mit der Krankenschwester vor meiner Zimmertür. Schon nach einer Woche wurde sie in einem zufriedenstellenden Zustand aus dem Krankenhaus entlassen. Sie kam weiterhin ambulant zu mir zu Hypnose- und Akupunkturbehandlungen. So war alles doch noch gut ausgegangen. Auf dieser Erfolgswelle reitend, forderte ich Nadja auf, sich zu unseren Terminen hübscher anzuziehen und auch so ein wenig schöner zurechtzumachen.

„Du bist doch eine sympathische Frau, hast eine gute Figur. Wenn du dich weiterhin wie eine meine Großmutter anziehst, werde ich dich nicht weiterbehandeln“, sagte ich.

Und wahrscheinlich aus Angst, dass ich ihr die Therapie verweigern könnte – es war zu dieser Zeit nicht einfach, bei mir einen Termin zu bekommen –, kleidete sich Nadja anders, wenn sie zu mir kam. Bald darauf ging ich noch ein bisschen weiter: Eine hübsche Frau müsse doch ans Heiraten denken, denn sie sei ja schon fast dreißig, sagte ich zu ihr.

„Was sagen Sie denn da, Anatoli Matenko, ich bin doch schwerbehindert, wer braucht denn so eine Frau?“, entgegnete sie.

„Hör mal“, meinte ich daraufhin, „ich bin ja nicht nur Arzt, sondern auch ein Mann, und ich kenne mich mit Männern aus. Du bist attraktiv und du hast gute Chancen, einen Mann zu finden.“

Nach einigen Monaten erschien Nadja wieder bei mir und erzählte: „Ich habe einen Mann getroffen. Er ist Gepäckträger auf dem Bahnhof. Er hat mir sogar schon einen Heiratsantrag gemacht. Nur eins macht mir Sorgen: Er trinkt so gern Alkohol. … Ich weiß nicht, was ich tun soll.“

„Versuch’s trotzdem mit ihm, man muss doch irgendwo beginnen. Dein gesundheitlicher Zustand ist jetzt stabiler, du hast fast keine Asthmaanfälle mehr. Aber es ist natürlich wahr: Wenn er weiter so trinkt, nimmt das kein gutes Ende ..."

Nach einiger Zeit kam sie traurig zu mir und berichtete, wie es ihr weiter ergangen war: „Wir haben geheiratet und in meinem Zimmer gewohnt, aber er war fast nie nüchtern. Ich weiß jetzt, dass er Alkoholiker ist, und habe ihn vor die Tür gesetzt."

„Weißt du", entgegnete ich, „ich arbeitete viel mit Alkoholikern und kann nur sagen, dass das ein sehr ernstes Problem ist. Ich vermute, er hat gar keine Motivation, das Trinken aufzugeben. Also war es das Beste, ihn hinauszuwerfen. Mit einem so schwer schicksalsbeladenen Menschen zu leben würde deine Krankheit nur verschlimmern. Aber vergiss nicht, die Sache hat auch ein Gutes: Jetzt steht in deinem Pass, dass du verheiratet warst, das heißt, dass du schon einmal von jemandem auserwählt worden bist ... Außerdem hast *du* ihn verlassen. Der nächste Kandidat wird sich darüber Gedanken machen und dich respektieren."

Später gelang es uns, Nadja als vermindert erwerbsunfähig einstufen zu lassen, und so konnte sie wieder arbeiten gehen.

Meine jahrelange Berufserfahrung hat mich gelehrt, dass man einem Patienten die Behandlung mit Hypnose niemals von vornherein verweigern sollte, auch wenn es für die Anwendung dieser Methode in bestimmten Fällen keine Indikation gibt. Die folgende Geschichte hat sich, soweit ich mich erinnere, im Jahr 1975 im damaligen Swerdlowsk ereignet. Eines Tages kam ein Brief von einem ehemaligen langjährigen Mitarbeiter in unserer neurologischen Abteilung an. Der Mann bat darum, seine Tochter Galja hypnotherapeutisch zu behandeln. Sie konnte nicht mehr arbeiten gehen, die Diagnose lautete *multiple Sklerose*.

„Wir haben gehört, dass Sie einen Doktor haben, der Wunder vollbringen kann. Bitte helfen Sie meiner einzigen Tochter ..."

Nach dem Gespräch mit der Oberärztin entschieden wir, abzusagen, weil Hypnose hier nicht die adäquate Behandlungsmethode zu sein schien.

Es verging einige Zeit, und ich hatte den Brief schon vergessen, als eines Tages ein alter Mann vor meiner Tür stand und mich nach einer höflichen Verbeugung ansprach: „Verzeihen Sie bitte, dass ich Sie so einfach anspreche, aber ich hatte Ihnen bereits geschrieben und möchte Sie nun noch einmal persönlich bitten, meine Tochter zu behandeln. Sie sagt, dass sie nachts von Ihnen träume und dass sie das Gefühl hat, dass Sie ihr helfen können."

Hinter ihm stand eine junge Frau. Galja stützte sich vornübergebeugt auf einen Stock.

„Doktor, bitte, schicken Sie mich nicht weg!", sagte sie, an mich gewandt, und brach dabei in Tränen aus.

„Gut", gab ich nach, denn mein Herz ist ja nicht aus Stein, „lassen Sie uns einen Versuch machen."

Zum Glück war an diesem Tag ein Termin frei geworden. Ich führte eine Behandlung mit Hypnose und Akupunktur durch.

„Jetzt können Sie versuchen, vorsichtig aufzustehen", sagte ich am Ende der Sitzung. Ich beobachtete die junge Frau unauffällig dabei, wie sie sich erhob … und es schien mir fast so, als ob sie schon sicherer auf ihren Beinen stünde. Ich muss hier vielleicht erklären, dass eines der Symptome bei *multipler Sklerose* ein unsicherer, schwankender Gang ist. Je weiter sich die Krankheit entwickelt, umso weniger Gefühl haben die Patienten in den Beinen und hören dann noch in jungem Jahren auf, sich eigenständig zu bewegen.

Als ich sie so vor mir stehen sah, sagte ich zu ihr: „Galja, du kannst jetzt schon besser gehen. Versuch's mal!"

Sie machte ein paar Schritte und schien Ihren Stock dabei völlig vergessen zu haben.

„Sehr gut. Mach weiter. Mach noch einen Schritt … und noch einen!", ermutigte ich sie.

Als sie bemerkte, dass sie gar keinen Stock benutzte, rief Galja erschrocken: „Oje, wo ist mein Stock?!", und ich entgegnete: „Nach dieser

Behandlung kannst du auch ohne Stock gehen. Sei mutig und geh einfach weiter. Bleib nicht stehen …"

So begann Galja, wieder aufzuleben. Die akuten Symptome ließen nach und ihr Zustand stabilisierte sich. Für die Neuropathologen war sie jetzt so etwas wie eine Vorzeigepatientin. Keiner wollte glauben, dass sie nach zwei Monaten Therapie schon ohne Stock gehen konnte und sticken konnte – wo sie doch zuvor noch alles doppelt gesehen hatte.

Im Laufe der nächsten vier Jahre bekam ich regelmäßig Briefe mit guten Nachrichten von Galja und nur zweimal kam sie in dieser Zeit zu mir, um sich noch einmal nachbehandeln zu lassen.

Ich schloss aus dem Fall, dass es möglicherweise Formen von schweren organischen Krankheiten gibt, bei denen man nicht nur mit Cortison und ähnlichen Präparaten helfen kann.

Fast hätte ich vergessen zu erzählen, dass Galjas Vater am Tag der ersten Behandlung starke Schmerzen in Schultern und Armen hatte. Er saß vor der Tür und wartete auf seine Tochter. Und nach der Behandlung waren auch seine Schmerzen verschwunden ...

THEORETISCHER EXKURS

Akupunktur – mit Nadeln heilen

Diese Behandlungsmethode aus der „Traditionellen Chinesischen Medizin“ (TCM) hat mittlerweile in Europa große Verbreitung gefunden hat. In der TCM geht man davon aus, dass die Grundlage allen Lebens das *Qi* ist, was so viel wie „(Lebens-)Energie“ oder „(Lebens-)Kraft“ meint. Das *Qi* ist bisher physikalisch nicht direkt messbar. Es soll die gesamte Natur und alle Lebewesen durchströmen und erscheint dabei stets in polarer Form: warm und kalt, hell und dunkel, trocken und feucht, männlich und weiblich, Yin und Yang. Wenn sich diese polaren Gegensätze in Körper, Geist und Seele im Gleichgewicht befinden, ist der Mensch gesund.

Krankheit entsteht, wenn eine der beiden Kräfte zu stark dominiert und sich ein Ungleichgewicht verfestigt. Gründe dafür können eine ungesunde Lebensweise, negative Verhaltensmuster und äußere Einflüsse sein. Die Lebensenergie *Qi* durchzieht den Organismus mit einem Netzwerk von Energiebahnen, den Meridianen. In Yin-Meridianen fließt die Energie von unten nach oben, in Yang-Meridianen von oben nach unten. Ungleichgewichte in diesem System können durch Reizung von bestimmten Punkten auf diesen Meridianen, den sogenannten Akupunkturpunkten, ausgeglichen werden. Bei der klassischen Akupunktur sticht man als regulierenden Reiz Nadeln in diese Punkte oder stimuliert sie mit Wärme (Moxibustion). Auch die Behandlung mit Druck durch Finger oder Stifte (Akupressur) ist gebräuchlich und

als neueres Verfahren ist die Stimulation mit Licht per Farblampen, Softlaser oder Farbaufträge zu nennen.
In der heutigen westlichen Akupunktur werden die Behandlungspunkte meist nicht mehr sensitiv erspürt, sondern mit einem Gerät, dem Akupunktsucher, lokalisiert. Dieser Apparat macht sich zunutze, dass an einem Akupunkturpunkt eine Veränderung des Hautwiderstands messbar ist.
Westliche medizinische Studien konnten die Wirksamkeit der Akupunktur bei Arthroseschmerzen in den Kniegelenken, bei chronischen Rückenschmerzen und bei der Vorbeugung von Migräneanfällen belegen. Hier war der Erfolg von Akupunkturbehandlungen sogar höher als der einer schulmedizinischen Behandlung. Bei weiteren vierzig Krankheitsbildern kann Akupunktur laut der Aufstellung einer Internationalen Expertenkommission im Auftrag der Weltgesundheitsorganisation (WHO) lindernd wirken – darunter bei Allergien, Heuschnupfen, rheumatischen Beschwerden und vielen Schmerzerkrankungen.
Die Geschichte der Akupunktur reicht weit zurück. Bereits im 2. Jahrhundert vor Christus beschreibt ein chinesischer Historiker die Anwendung von steinernen Akupunkturnadeln und Moxibustion. Und in der Sammlung medizinischer Schriften „Innere Klassiker des Gelben Kaisers“ aus der Zeit zwischen 200 vor und 200 nach Christus wird die Behandlung mit Metallnadeln bei zahlreichen Erkrankungen an insgesamt über 160 verschiedenen Akupunkturpunkten beschrieben.

EINZEL- UND GRUPPENHYPNOSE

Das Folgende ereignete sich während meiner Zeit im damaligen Swerdlowsk, als nur wenige Menschen ein Telefon hatten. Ich selbst besaß keines, hatte aber einen Patienten mit vegetativen Paroxysmen (Panikattacken), der – wie die meisten Patienten mit dieser Diagnose – eine enge Verbindung zum Arzt brauchte. Da ich nicht ständig bei meinen Patienten sein konnte, auch wenn sie das dringend brauchten, hatte ich mir etwas einfallen lassen, damit die betreffenden Patienten sich stets mit mir verbunden fühlen konnten: Ich gab jedem von ihnen Foto von mir, eine Nahaufnahme, die mich im Arztkittel zeigte, und schrieb auf die Rückseite des Fotos die Suggestionsformel, die ich gemeinsam mit dem jeweiligen Patienten erarbeitet hatte.

Im Prinzip hat das gut funktioniert, aber diese Methode stellte mich auch vor unvorhergesehene Probleme. Stellen Sie sich zum Beispiel die folgende Situation vor: Eine junge Frau nimmt vor dem Schlafengehen das Foto eines jungen Mannes in ihre Hände (der ich zur damaligen Zeit war), wendet ihren Blick nicht davon ab und beginnt, etwas vor sich hin zu murmeln. Ein Ehemann mag darüber wenig erfreut sein … und möglicherweise sehr ernst zu nehmende Schritte in Erwägung ziehen. Also musste ich diese Art von medizinischer Hilfe wegen solchen unerwünschten Nebenwirkungen stoppen.

In einer Fortbildung für Psychotherapeuten in Moskau stellten wir Herrn Professor Roshnov, dem damals führenden russischen Psychotherapeuten, die Frage, was seiner Meinung nach Suggestion sei? Der Professor beantwortete die Frage allgemein und wenig konkret, indem er sagte, sie sei eine Fähigkeit der menschlichen Psyche. Vielleicht konnten Wissenschaftler diese Frage damals nicht anders beantworten.

Meiner Meinung nach setzen alle psychotherapeutischen Methoden die Fähigkeit des Menschen, auf Suggestion und Autosuggestion zu reagieren, ein. Und es gibt viele verschiedene solcher Techniken. Ich möchte vor allem die Technik der Hypnose, die uns aus alten Zeiten überliefert ist, als besonders wirkungsvoll hervorheben. Diese Technik darf selbstverständlich nur von einem ausgebildeten Facharzt durchgeführt werden. Aber es gibt andere Techniken, die Menschen auch ohne Arzt anwenden können, wie Meditation, Autogenes Training, Progressive Muskelentspannung nach Jacobson, neurolinguistische Selbstprogrammierung und die in den letzten Jahren sehr beliebten Rückführungen. Alle diese Methoden basieren auf Suggestion und Autosuggestion. Und sie funktionieren noch wirkungsvoller, wenn sie zu Beginn des Übens von einem Fachmann angeleitet werden.

Welche wunderbaren Eigenschaften zur Anpassung unser Unbewusstes mithilfe von Suggestion zu unserem Schutz entwickeln kann, zeigt der Fall einer jungen Frau, die ein großes Unglück erlebt hatte: Ganz plötzlich hatte sie ihren Mann verloren. Er war Anästhesist in unserem Krankenhaus gewesen und während einer Nachtschicht gestorben. Später erfuhren wir, dass er jahrelang Drogen in hohen Dosen genommen hatte. Die Frau hatte keine Arbeit und blieb mit einem kleinen Kind zurück.

Zur Beerdigung ihres Kollegen kamen viele Mitarbeiter des Krankenhauses, unter ihnen auch mein damaliger Vorgänger, Doktor Troschin, der viele Jahre lang Patienten mit Hypnose behandelt und sogar einige Schilddrüsenoperationen unter Hypnose durchgeführt hatte. Die Operationen ohne Narkose waren ausnahmslos gut verlaufen. Der Sarg des verstorbenen Kollegen stand also in seinem Vorzimmer, die Witwe wurde hysterisch, sie weinte und schluchzte laut. So konnte sie wohl kaum zum Friedhof fahren. Also führte Doktor Troschin sie in ein leeres

Nebenzimmer, bat sie, sich auf ein Bett zu legen, beruhigte sie mit ein paar bestimmten Gesten und führte sie dann mit Suggestionen in einen Trancezustand. Kurze Zeit später verließ die Witwe mit einem leichten verlegenen Lächeln das Zimmer und fuhr in ruhiger Verfassung zum Friedhof, um ihrem Mann das letzte Geleit zu geben.

Nach diesem Ereignis sprach man noch lange und sogar manchmal empört über die seltsame Wandlung der Witwe.

Wir Menschen sind unterschiedlich stark empfänglich für Suggestionen. Besonders ansprechbar sind wir diesbezüglich im Kinderalter. Mit zunehmendem Alter lässt dies nach und wird dann bis ins hohe Alter hinein zunehmend schwächer. Suggestionen kommen im Gegensatz zu Überzeugungen nicht durch den „Haupteingang", das Bewusstsein des Menschen, sondern nehmen die „Hintertreppe", sodass sie nicht über den inneren Kritiker stolpern.

In diesem Zusammenhang möchte ich anführen, dass der wunderbare russische Schriftsteller Leo Tolstoi, ohne Arzt zu sein, scharfsinnig beobachtet und formuliert hatte, dass Kinder sich immer, besonders wenn sie jünger seien, in dem Zustand befänden, den man als „erste Stufe der hypnotischen Trance" bezeichne. Dank dieses Zustands lernten sie und könnten erzogen werden. Diese Offenheit für Suggestionen gebe sie völlig in die Hand der Erwachsenen, und deshalb müssten wir besonders aufpassen, was wir zu ihnen sagen und wie wir es tun.

Suggestion funktioniert wie ein vereinfachter bedingter Reflex, eine reflexartige Reaktion also, auf ein Wortsignal hin. Wenn ich einen Patienten mit Worten hypnotisiere, so verlangsamt sich die Tätigkeit der Nervenzellen in seiner Hirnrinde und gleichzeitig entsteht ein Erregungszustand in dem Gehirnbereich, der anatomisch mit dem Gehör verbunden ist und der in diesem Augenblick sehr wach und aktiv arbeitet. Als Ergebnis entsteht im Kurzzeitgedächtnis so etwas wie ein Programm, das von den übrigen Teilen des Gehirns, die quasi gerade „nicht im Betriebsmodus sind", isoliert ist. So hindert nichts dieses neue Programm daran, in die tieferen, subkortikalen Hirnregionen vorzudringen, wo die Steuerungszentren lebenswichtiger Funktionen wie Atmung, Herzschlag und so weiter liegen, die von diesem Programm nun beeinflusst werden können.

Mehrere Patienten gleichzeitig in einen Trancezustand zu führen, wie es zum Beispiel ab 1985 in Estland üblich war, ist leichter und manchmal sogar wirkungsvoller als mit einem einzelnen Menschen zu arbeiten, da sich die Patienten bei einer Hypnose-Gruppentherapie zusätzlich gegenseitig beeinflussen.

Einmal hielt ich eine Vorlesung vor Studenten und bemerkte, dass sie ein bisschen müde wurden. Um meine Zuhörerschaft wieder aufzuwecken, sagte ich, dass ich gern einen kleinen Versuch durchführen würde, in dessen Verlauf ich herausfinden wolle, wie schnell sich der Geruch von einem starken medizinischen Präparat im Vortragssaal ausbreiten würde. Ich bat die Studenten, sich per Handzeichen zu melden, sobald sie einen Geruch wahrnahmen. Nach diesen Worten tröpfelte ich ein wenig von einer dunklen Flüssigkeit auf ein Wattepad, das in einer Petrischale lag, und trat mit angeekelter Miene einen Schritt zur Seite. Schon sehr bald nahmen viele einen unangenehmen Geruch wahr. Später erfuhr ich, dass alle verschiedene Gerüche wahrgenommen hatten, aber es waren in jedem Fall unangenehme. Manchen jungen Frauen und Männern, die in der Nähe der angenommenen Geruchsquelle saßen, wurde es sogar schlecht, und so gingen sie in Begleitung von Kommilitonen hinaus.

Nach dem Versuch habe ich die Studenten aufgeklärt: Die dunkle Flüssigkeit war einfach nur Wasser, das ich zuvor mit dunkler Tinte eingefärbt hatte. Wenn ich einen solchen Versuch mit jedem Einzelnen gemacht hätte, hätte der Trick nicht so gut funktioniert, denn in einem großen Publikum potenziert sich die suggestive Wirkung durch gegenseitige Beeinflussung hervorragend. Deshalb sind Gruppensitzungen im Bereich der

Hypnose in manchen Fällen zweckdienlicher als Einzelbehandlungen. Ihre Effizienz wird allerdings verstärkt durch zusätzliche individuelle, auf die einzelnen Patienten zugeschnittene Suggestionsformeln.

In meiner Abteilung in Tallinn hatte ich sechs Plätze für Gruppenhypnose. Einmal habe ich einer Patientin, die an *spastischer Colitis* und seit Jahren an Verstopfung litt, in der Gruppensitzung im Trancezustand etwas ganz auf sie Zugeschnittenes suggeriert. Nach der Sitzung kam eine andere Patientin zu mir und bat mich, während der Gruppentherapie eine auf sie zugeschnittene Suggestion zu machen.

„Machen Sie bitte mit mir auch eine solche Hypnosesitzung. Ich habe Kopfschmerzen und Walentina hat mir gesagt, dass es ihr jetzt besser geht. Sie kann jetzt besser auf die Toilette gehen ...“

Zu den ungewöhnlichen Vorfällen, die während der Hypnose vorgekommen sind, kann ich noch eine Geschichte erzählen.

Vor fünf Jahren kam der Inhaber eines Bestattungsunternehmens in Süddeutschland mit der Diagnose „exogene Depression“ zu mir. Seit seiner Kindheit hatte er ein Problem damit, seinen Familiennamen laut zu nennen. Er ging auch nicht gern ans Telefon, da man sich dann ja üblicherweise mit Namen meldet. Wenn er den Telefonhörer abnahm, begann er jedes Mal furchtbar zu stottern und seine Halsmuskulatur verkrampfte sich – und das im Alter von 52 Jahren! Bei der ausführlichen Patientenbefragung stellte sich heraus, dass er als ungeliebtes Kind in einer kinderreichen Familie aufgewachsen und in der Schule von den Mitschülern oft gehänselt worden war. So hatten sich Minderwertigkeitskomplexe entwickelt.

Während der Hypnose sagte ich ihm mit fester Stimme zu ihm: „Herr H., Sie sind jetzt Gott sei Dank erwachsen. Sie sind ein erfolgreicher Mann, haben selbst eine wunderbare, große Familie. Ihre Frau und Ihre Kinder lieben und achten Sie. Sie haben Ihren Kindern eine gute Bildung ermöglicht. Ihre Mitarbeiter schätzen Sie als einen strengen, aber gerechten Chef. Sie haben jahrelang viel Kraft und Mühe in die Entwicklung Ihrer Firma gesteckt. Jetzt kennt man Sie in der ganzen Region, Ihre Firma genießt das Vertrauen vieler Menschen. Ihr Name steht am Haupteingang des Geschäfts. Sie haben es mit Ihrer Arbeit verdient, auf Ihren Namen stolz zu sein, ihn stolz zu tragen. Deshalb können Sie allen Menschen, die Sie anrufen, selbstbewusst sagen, mit wem sie gerade sprechen."

THEORETISCHER EXKURS

Hypnotische Trance ist die Grundlage der Hypnotherapie

Im entspannten Wachzustand der hypnotischen Trance sind wir fähig, uns willentlich zu bewegen und zu sprechen. Die Kontrolle des Tagesbewusstseins ist zurückgedrängt, weshalb die Trance oft auch als „schlafähnlicher Zustand" bezeichnet wird. Bei Messungen der Gehirnströme per Elektroenzephalografie (EEG) aber dominieren in den Gehirnwellen im Trancezustand kurzwellige Alpha-Rhythmen, was im Schlaf nicht der Fall ist. Typischerweise sinken in der Trance Muskelspannung, Herz- und Atemfrequenz, die Funktionen des Hormon- und Immunsystems verändern sich ebenfalls und die Aufmerksamkeit wird nach innen gelenkt. Auf diese Weise können innere Bilder aus unserem Unbewussten aufsteigen und deutlicher wahrgenommen werden.
Weitere Tranceformen sind:

- die „spirituelle Trance", in der der Trancezustand oft durch rhythmische Bewegungen und Gesänge eingeleitet

und als Mittel angesehen wird, um mit der spirituellen Dimension in Kontakt zu treten (so etwa im Schamanismus, in christlichen Kirchen wie den Methodisten ...);
- die „drogeninduzierte Trance", die durch die unterschiedlichsten halluzinogenen Drogen hervorgerufen werden kann;
- die „schmerzinduzierte Trance", die bei Verletzungen, Unfällen oder schmerzhaften Riten wie dem bekannten Sonnentanz nordamerikanischer Indianerstämme ausgelöst werden kann, wodurch Endorphine ausgeschüttet werden;
- die „traumatische Trance", die durch sehr starke Angst- oder Schmerzzustände, also Schockzustände ausgelöst wird, und
- alltägliche Trancezustände wie „Tagträume" und „Flow"-Zustände, die beispielsweise dann auftreten können, wenn man Ausdauersportarten betreibt.

Im Verlauf einer Trance können unterschiedliche typische Phänomene wie verlangsamte oder beschleunigte Zeitwahrnehmung, unwillkürliche Bewegungen, veränderte Körperwahrnehmung in Form von Schmerzfreiheit oder veränderter Empfindlichkeit und Sinnesschärfe, erhöhtem Erinnerungsvermögen und erhöhter Lernfähigkeit auftreten.
In der hypnotischen Trance werden im Wesentlichen folgende Tiefenskalen unterschieden:

- Die leichte Trance (*Somnolenz* genannt) unterscheidet sich noch wenig vom normalen Wachzustand, jedoch ist die Muskulatur bereits entspannt und einfache Suggestionen und analytische Arbeit sind möglich.

- In der mittleren Trance (*Hypotaxie*) ist das Wachbewusstsein kaum noch aktiv, der Körper ist tief entspannt und partiell empfindungslos. Es werden alle Suggestionen angenommen, die nicht grundsätzlich der Persönlichkeit des Probanden widersprechen. In diesem Zustand ist die Wahrnehmung typischerweise eingeengt, so hört man beispielsweise Umgebungsgeräusche nicht mehr oder sie hören sich verändert oder weit entfernt an. Der eigene Körper kann ebenfalls verändert wahrgenommen werden, so mögen die Beine länger, der ganze Körper leichter oder schwerer erscheinen oder es kann an manchen Stellen ein Kribbeln einsetzen.
- In der tiefen Trance (*Somnambulanz*) ist der Körper vollkommen entspannt und das Wachbewusstsein hat jede Kritikfähigkeit verloren. Es werden auch Suggestionen angenommen, die unlogisch und realitätsfern sind. Bei einer tiefen Trance nimmt man die Umwelt und die Körperempfindungen meist nicht mehr wahr und ist nur noch mit seinen inneren Bildern beschäftigt.

Mit dem Erreichen einer tieferen Trancestufe ist nicht zwingend ein besserer oder schlechterer Behandlungserfolg verbunden. Schon eine leichte Trance kann für eine erfolgreiche Hypnotherapie ausreichen.

BETTNÄSSEN UND EPILEPSIE BEHANDELN

Im Jahre 1981 kam ein vom Swerdlowsker Filmstudio gedrehter Dokumentarfilm mit dem Titel Wer sind Sie, Doktor Matenko? als Vorfilm in die Kinos des damaligen Swerdlowsk. Als die Leute vom Film bei uns im Krankenhaus zum Drehen erschienen, machte das auf einige Kollegen großen Eindruck. Später bereute ich sogar, dass ich dem Drehen des Films zugestimmt hatte.

Alles hatte damit begonnen, dass ein elfjähriger Junge, der nachts einnässte – er war der Sohn eines der Dokumentarfilmer, was mir das scheinbare Glück, aber eigentliche Unglück, auf die Leinwand zu kommen, bescherte –, bei mir in Behandlung war und ich ihn mithilfe von Suggestionen von seinem Leiden heilte. Seine Mutter war nach all den Arztbesuchen in den vergangenen Jahren müde geworden.

Ich hatte eine Methode entwickelt, die in den meisten Fällen von Bettnässen gut funktionierte: Ich sagte dem Jungen, er solle vor dem Einschlafen in seinem Kopf ein rotes Alarmlämpchen einschalten, und diese Vorstellung verstärkte ich unter Hypnose.

Wenn man mit Kindern arbeitet, muss die Behandlung einerseits das Interesse des Kindes wecken und ihm muss klar werden, warum und wie es behandelt wird, andererseits sollte aber ein Hauch des Geheimnisvollen über dem Ganzen liegen. Kinder, die mit Hypnose in Trance geführt werden, reagieren gut auf Suggestionen. Nach einer Reihe von Behandlungen, die wie Trainingseinheiten wirken, können sie die hilfreichen Vorstellungen selbst aktivieren und werden ohne Medikamente gesund.

Ein siebzehnjähriges Mädchen, das ebenfalls Bettnässerin war und das zu den Sitzungen immer in modischen Schuhen mit hohen Absätzen kam, mit manikürten Nägeln und geschminkten Lippen, sprach genauso gut auf diese Therapie an wie ein 23-jähriger sehr großer, gut gebauter Medizinstudent, der auch dieses Problem und deswegen Minderwertigkeitskomplexe hatte. Ein 32-jähriger Vater von zwei kleinen Kindern nässte nachts ein, wenn er sehr müde war. Sie können sich vorstellen, dass Sex in dieser Ehe kein Thema mehr war … Bevor sie zu mir kamen, waren alle diese Patienten bei anderen Ärzten gewesen, hatten Kuren und Behandlungen bei Urologen hinter sich. Die Ärzte hatten in allen Fällen keine organischen Ursachen gefunden und nicht helfen können.

Leider stößt man auf dieses Problem auch oft bei solch schweren Krankheiten wie der Epilepsie. Wenn der Krankheitsherd lokalisiert ist, können Chirurgen in Deutschland, die bekanntlich zu den besten der Welt gehören, hier in bestimmten Fällen mit gutem Erfolg operieren. Einen Teil der jüngeren Patienten ohne eindeutigen Krankheitsherd kann man aber auch mit Hypnose zu heilen versuchen.

In dem oben genannten Film wurde auch ein spektakuläres Experiment gezeigt, zu dem sich Tatjana, eine zwanzigjährige Epilepsie-Patientin, bereit erklärt hatte: Ich stach ihr mit einer riesigen Nadel durch die Hand, wobei ich ihr suggerierte, dass sie an dieser konkreten Stelle, die ich vorab mit einem Kugelschreiber auf die Handfläche aufgezeichnet hatte und danach „eingefroren hatte“, keine Schmerzen verspürt. Das Experiment wirkte außergewöhnlich gut, denn das Mädchen zeigte ihr wunderschönstes Lächeln, während ich die Nadel durch ihre Hand drückte.

Aber es wäre ein großer Irrtum, zu denken, dass man ein solches Experiment mit jedem durchführen könnte. Nur 3 bis 5 Prozent der Menschen sind *fähig*, in den sogenannten somnambulen Trancezustand einzutauchen, in diese tiefe Trance, bei der man alle suggerierten Worte nahezu ohne Kontrolle aufnimmt. Man kann sie mit besonderen Suggestibilitätstests erkennen, die wir auf unseren Fortbildungen für Ärzte gelernt haben. Natürlich haben Tatjana und ich beide bei diesem Experiment Glück gehabt, aber es bestätigte, dass ihr mit meinen Methoden geholfen werden kann.

Tatjana, die trotz ihrer Epilepsie an einer Fachschule studierte, war nicht nur die Schönheitskönigin dort, sondern hatte auch ein phänomenales Gedächtnis, stickte, war künstlerisch begabt, konnte wunderbar malen und fotografierte sehr gern. Leider hatte sich ihre Krankheit immer weiter verstärkt, Medikamente brachten keinen bedeutenden Erfolg, die junge Frau konnte jeden Augenblick und an jedem Ort einen epileptischen Anfall bekommen. Manchmal ging dabei Urin ab und sie erlitt starke Prellungen. Tatjanas Wunsch, gesund zu werden, war beinahe fanatisch.

Nach zwei Monaten harter Arbeit wurden die schweren Anfälle tagsüber besser ... und so begann für sie ein neues Leben. In dieser Zeit verliebte sich ein junger Mann namens Kolja in sie. Ich wusste über das Verhältnis zwischen den beiden besser Bescheid als ihre Eltern, und so fragte mich Tatjana eines Tages, ob sie wohl ein Intimleben mit ihrem Freund haben könne. Früher hatte sie sich generell verboten, an dieses Thema überhaupt auch nur zu denken, und hatte geglaubt, dass solche Beziehungen für sie niemals infrage kämen.

Ich bat sie, Kolja zum unseren nächsten Termin mitzubringen, und sprach mit ihm. Er schien mir ein ernsthafter und vernünftiger junger Mann zu sein. Er war schon einige Male Zeuge von Tatjanas Anfällen gewesen. Dabei hatte er sein Möglichstes getan, um ihr zu helfen und sie vor Verletzungen zu schützen. Es gibt nicht viele Männer, die sich einer kranken Frau gegenüber so verhalten.

Auf meine Frage, wie er sich die Zukunft mit Tatjana vorstelle, antwortete mir der junge Mann: „Ich liebe sie, alles andere spielt für mich keine Rolle."

Selbstverständlich war er auch nicht unwesentlich daran beteiligt, dass sich der Zustand der Patientin zunehmend besserte, und nach einem Jahr war er fast stabil. Das bedeutete, dass ihr sehr begabter Biocomputer ein neues, kraftvolles Programm installiert hatte, das stärker war als das alte Krampfprogramm im Gehirn und verhinderte, dass sich das alte Programm wieder abspulte. Ich war froh, dass diese schöne junge Frau nun ein leichteres Leben hatte.

Aber eines Tages kam Tatjana sehr traurig zu einer unterstützenden Behandlung, die wir jetzt nur noch alle zwei Wochen durchführten.

„Wissen Sie", sagte sie, „Kolja und ich streiten uns immer öfter, und das liegt wohl an mir ..."

„Fühlen Sie sich vielleicht nicht mehr körperlich und geistig von ihm angezogen?", fragte ich nach.

„Ich fühle eine große Sympathie, aber ich finde es nicht mehr interessant, mich mit ihm zu unterhalten. Er interessiert sich weder für Theater noch für Malerei oder Bücher. Er spricht nur über Fußball und Autos. Und er hat auch keine so gute Auffassungsgabe wie ich. Vielleicht kommt das davon, dass seine Eltern zu viel trinken. Sie hatten nie richtig Zeit für ihn, haben sich nie richtig um ihn gekümmert. Jetzt sitzt er meistens bei uns zu Hause herum."

„Sag mal, Tatjana, hast du außer Kolja noch andere Freunde und Freundinnen?", wollte ich wissen.

„Ich habe eine gute Freundin, aber seit Kolja in mein Leben getreten ist, sehen wir uns nur noch sehr selten. Allerdings haben wir uns früher auch nicht so oft getroffen. Ich war doch die meiste Zeit zu Hause wegen der Anfälle ... Ich wollte nicht, dass mir das in der Öffentlichkeit passiert und mich alle in dieser peinlichen Lage sehen", erzählte Tatjana.

„Aber Kolja hat diese Anfälle doch auch schon miterlebt ..."

„Ja, das stimmt ... Er hat mir dann geholfen und mich nach Hause gebracht", entgegnete Tatjana nachdenklich.

„Also ist er ein guter, hilfsbereiter, teilnahmsvoller Mensch?", hakte ich nach.

„Oh ja, und er ist zärtlich wie ein kleiner Kater! Er hat doch zu Hause nie Liebe erfahren. Seine Eltern haben sich immer nur gezankt“, erwidert sie.

„Weißt du, Tatjana, ich glaube, er ist kein dummer Mann, und er sieht gut aus, ist groß und schlank ...“

„Soso, Sie möchten also andeuten, dass ich vielleicht leichtsinnig werde“, sagte sie lächelnd zu mir, „den Gedanken hatte ich ja auch schon, denn nicht jeder wird mit mir zusammen sein wollen. Meine Mutter ist überglücklich, wenn Kolja zu uns kommt. ‚Kolenjka, setz dich, ruh dich aus. Kolenjka, iss doch mal etwas von diesen leckeren Pfannkuchen ...‘ Ich sehe schon, dass ich einen wirklich guten Mann habe. ... Danke, dass Sie die Gedanken in meinem Kopf wieder geordnet haben.“

Nach Abschluss seiner Ausbildung wurde Kolja zum Militärdienst einberufen. Fast täglich schrieb er Tatjana Briefe und wollte so gern, dass sie ihn ein paar Tage besuchte. Tatjana war sich unsicher, ob sie das machen sollte, und wollte meine Meinung dazu wissen ...

„Ich denke, dass du hinfahren solltest“, war mein Rat, „aber sei beim Sex vorsichtig! Verwende Verhütungsmittel, damit du nicht schwanger wirst.“

„Ja, ich weiß, die Epileptologen raten mir auch davon ab, Kinder zu bekommen“, entgegnete Tatjana. „Sie sagen, dass es sehr gefährlich sei, sowohl für die Kinder als auch für mich.“

Die Zeit verging und Koljas Militärdienst war zu Ende. Das junge Paar hatte ein neues Problem: Die beiden wollten heiraten und so gern ein Kind haben. Tatjana hatte fast keine Anfälle mehr, vielleicht noch einen oder zwei im Abstand von mehreren Monaten, und die waren auch sehr rasch vorbei. In dieser Situation suchte sie erneut Rat bei mir. Aber ich bin ja kein Hellseher und eine Schwangerschaft und Entbindung können die Krankheit wieder verstärken. Trotzdem riet ich ihr zu einem Kind, denn ich hatte sie nun knapp zwei Jahre begleitet und gesehen, dass sie einen Willen zum Siegen hatte. Medikamente nahm sie zu der Zeit keine mehr. Kolja und Tatjana heirateten und zogen nach Sibirien, wo man ihnen, genau wie anderen jungen Paaren, gute Arbeit, ein gutes Einkommen und eine Wohnung angeboten hatte. Leider hörte ich von ihnen nicht mehr viel, bis auf eine Karte mit guten Wünschen zum neuen Jahr. Sie schrieben, alles sei in Ordnung, sie seien glücklich und Tatjanas Schwangerschaft verlaufe normal. Dann zog ich nach Tallinn und so verloren wir uns ganz aus den Augen.

THEORETISCHER EXKURS

DER SOMNAMBULE TRANCEZUSTAND

Die tiefste Stufe der Trance, bei der die kontrollierende Kritikfähigkeit des Wachzustands nicht nur reduziert, sondern praktisch nicht mehr vorhanden ist, wird als „somnambuler Trancezustand" bezeichnet. Im Vergleich zu den Trancestufen einer leichten und mittleren Trance sind hier nach EEG-Gehirnwellenmessungen die Theta-Wellen stärker neben den für Trancezustände typischen dominierenden Alpha-Wellen. Erst die richtige Mischung beider Wellen hält den Zustand der somnambulen Trance aufrecht – herrschen die Theta-Wellen vor, gleitet der Klient in einen normalen Schlaf über, dominieren die Alpha-Aktivitäten zu sehr, wacht er auf oder geht in einen leichten Hypnosezustand über.

Trotz ihrer Namensähnlichkeit kann die somnambule Trance nicht mit dem bekannten Somnambulismus, dem Zustand des Schlafwandelns, gleichgesetzt werden. Früher nahm man an, dass es sich bei einer tiefen Hypnose um diesen Sonderfall des Schlafzustands handelt, da Menschen in beiden Zuständen unbewusst kommunizieren oder sich bewegen können und danach keine Erinnerung mehr daran haben.

KINDER MALEN DIE WAHRHEIT

Im Jahr 2002 kam ein 13-jähriger Junge namens Daniel in meine Praxis in Ludwigsburg. Seine Mutter erzählte mir nach ein paar Sitzungen, dass er jetzt immer seltener über Kopfschmerzen klage. Doch sein Vater, ein Banker, der es gewöhnt war, keinem zu glauben, keinem zu vertrauen …, lehnte meine Therapie kategorisch ab. Er wollte die Gesundheit seines Kindes nicht in die Hände eines russischen Hypnotherapeuten legen ...

Als die Eltern Daniel zum ersten Mal in meine Praxis brachten, bestand der Vater darauf, während der Hypnosebehandlung anwesend zu sein. In dem vorbereitenden Gespräch mit dem Jungen hatte ich jedoch gespürt, dass er Angst vor seinem Vater hatte, und darauf musste ich unbedingt Rücksicht nehmen. Daniel wollte sehr gern mit mir arbeiten, denn die Idee, die Kopfschmerzen Stück für Stück aus seinem Gehirn zu vertreiben, fand er sehr interessant. Deshalb sagte ich dem Vater mit Bestimmtheit, dass ich ihm erlauben könne, sich die Geräte in meiner Praxis anzuschauen, aber bei der Sitzung selbst dürfe er nicht dabei sein, denn das könne den Behandlungsprozess stören und damit das Ergebnis beeinträchtigen. Wenn er das nicht akzeptieren könne, sollten sie sich bitte einen anderen Arzt suchen. (Während der vergangenen zwei Jahre hatten sie den Arzt schon einige Male gewechselt.)

Die Krankheitsgeschichte des Jungen war folgende: Mit elf Jahren hatte sich Daniel während einer Sportstunde den Kopf angeschlagen, was kein Wunder war, denn er war sehr lebhaft und bewegungsfreudig. Nach diesem Unfall kam er fast jeden Tag sehr müde aus der Schule, er sah blass aus und klagte über Kopfschmerzen. Wiederholt wurde er von

Neuropathologen untersucht, es wurde außerdem eine Computertomografie gemacht, aber organische Veränderungen ließen sich nicht feststellen.

Die Mutter hatte zu dieser Zeit, nachdem sie einige Jahre mit dem Kind zu Hause geblieben war, gerade beschlossen, ihr eigenes Geschäft zu eröffnen. Sie hatte – mit Einwilligung ihres Mannes – einen kleinen Laden gemietet, und der verlangte nun natürlich ihre Zeit und Aufmerksamkeit. Sie hatte also wenig Zeit für den Jungen. Aber nun begann Daniel immer häufiger, über starke Kopfschmerzen zu klagen.

Die Ärzte konnten wenig helfen. Sie waren ratlos. Der konsultierte Neuropathologe vermutete, dass sich der Schädelinnendruck erhöht habe, und verbot dem Jungen jeglichen Sport in und außerhalb der Schule. Zuvor hatte er gern Tennis gespielt. Der behandelnde Arzt sagte den Eltern in Anwesenheit des Jungen, dass sie die Situation so annehmen sollten, wie sie sei, denn die Kopfschmerzen würden dem Jungen wohl ein Leben lang erhalten bleiben. Das arme Kind musste jeden Tag Medikamente einnehmen. Tabletten wurden seine ständigen Begleiter.

Ich erklärte Daniel vor der Behandlung, dass diese bei mir so aussehen werde wie Trainingseinheiten, die wir regelmäßig durchführten und die dazu führen würden, dass wir auf dem Bildschirm des Bioresonanzcomputers an den sich dort zeigenden Veränderungen sehen könnten, wie der Herd der Erkrankung immer kleiner werde. Das war ein Trick. Dabei berücksichtigte ich natürlich, dass Daniel in der Schule sehr gut in Mathematik war, und das bedeutete, dass er wohl einen analytischen Verstand besaß.

Die Mutter, die ihren Sohn über alles liebte, verwöhnte ihn über die Maßen und schenkte ihm nun wieder so viel Aufmerksamkeit, wie er sie zuvor nicht mehr bekommen hatte.

Ich vermutete, dass sich Daniel beim Anstoßen seines Kopfes eine ganz leichte Gehirnerschütterung zugezogen hatte und die Kopfschmerzen durch die damit verbundene Schwächung der Nervenzellen der Großhirnrinde begonnen hatten. Später kann ein solcher Schmerzmechanismus zu einem Reflex, zu einer Gewohnheit werden. Ich hatte schon öfter Patienten mit diesem Problem. Daniel hatte auch einen eindeutigen Krankheitsgewinn durch die Kopfschmerzen: Jetzt bekam er wieder mehr Aufmerksamkeit. Er war es von früher so gewohnt und konnte es kaum ertragen, nicht im Mittelpunkt zu stehen.

Ich bat schon zu damaliger Zeit Kinder oft, ein Bild für mich zu malen, zum Beispiel von ihrer Familie. Daniel brachte mir ein Bild mit, auf dem das Profil eines Gesichts (keines konkreten) mit scharfen Zähnen zu sehen war, daneben ein Auto (vielleicht das des Vaters) mit einem großen vorn herausstehenden „Zahn“, und ein bisschen weiter unten einige Gespenster mit großem Kiefer und einer Reihe von Zähnen. Das Bild zeigte deutlich seine Aggressionen, seinen Zorn über die mangelnde Befriedigung seiner Bedürfnisse.

Nachdem ich Daniel unter Hypnose suggeriert hatte, dass der Herd seiner Kopfschmerzen kleiner werde, berichtete er mir, dass der Schmerz ein bisschen anders sei. Zuerst hatte er ihn mit einem Durchmesser von fünf Zentimetern gemalt, nach der Sitzung hatte er nur noch vier Zentimeter Durchmesser. Ich lobte ihn und sagte, dass ich mich in ihm nicht getäuscht hätte, dass er ein willensstarker, guter Sportler sei, der es gewöhnt sei, zu gewinnen und in einem Wettkampf zu siegen.

Mit der Zeit nahm die Fähigkeit des Jungen, in den Trancezustand einzutauchen, zu, seine Kopfschmerzen kamen immer seltener und auf dem Bildschirm hatte der Herd der Schmerzen nur noch einen Durchmesser von ein bis zwei Zentimetern. Daniels Leistungen in der Schule wurden wieder besser, und das, obwohl er seine Eltern zu Hause fast nie sah. Er brauchte sie jetzt auch nicht mehr so dringend.

Nach eineinhalb Monaten versicherte ich Daniel, dass die Kopfschmerzen, wenn wir weiterhin so erfolgreich arbeiteten, ganz verschwinden würden und er schon langsam wieder ans Training auf dem Tennisplatz denken könne.

Diese Motivation beschleunigte seinen Genesungsprozess noch einmal erheblich. Zu Weihnachten bekam ich von ihm eine sehr nette Karte mit einem Foto von ihm, auf dem er glücklich und zufrieden dreinschaut. Daniel schrieb, dass er keine Kopfschmerzen mehr habe und dass der Tennistrainer mit ihm sehr zufrieden sei.

Eine andere Geschichte ist die folgende aus meiner Zeit in Estland: Einmal fuhr ich mit dem Bus ins Zentrum von Tallinn und blätterte während der Fahrt in einem neuen Fachbuch, in dem verschiedene Tabellen und Röntgenaufnahmen zu sehen waren. Neben mir nahm eine Frau mittleren Alters Platz. Sie sah das Buch, beugte sich ein bisschen zu mir herüber und begann, die Röntgenaufnahme einer Lunge zu betrachten, auf der unter Hypnose herbeigeführte Veränderungen in den Bronchien dargestellt waren.

„Sind Sie zufällig Lungenarzt?", fragte sie mich.

„Ja", antworte ich, „aber nicht nur ..."

„Merkwürdig ... Sagen Sie, kann man Asthmaanfälle anders als mit Medikamenten therapieren? Mein Sohn hat seit einigen Jahren Asthmaanfälle. Wir haben schon alles versucht ... Auf ärztliche Empfehlung haben wir alle Teppiche, Blumen und Daunenkissen aus der Wohnung entfernt. Jeden Tag wische ich feucht auf, und jetzt bin ich gerade auf dem Weg, um eine Anzeige aufzugeben, denn die Ärztin hat gemeint, dass wir umziehen sollten, unsere Wohnung sei womöglich zu feucht für das Kind. Ich bin verzweifelt, denn diese Wohnung haben wir nur mit viel Mühe bekommen ... es hat so viel Kraft gekostet, so viel Zeit, und das Wichtigste: Ich sehe gar keinen Schimmel und keine Feuchtigkeit in der Wohnung! Oleg ist jetzt dreizehn Jahre alt. Er ist ein intelligenter, lieber und guter Junge. Ich weiß nicht, was ich noch tun soll ... Vielleicht ist das Klima hier in der Gegend nicht gut für ihn? Merkwürdigerweise hören die Anfälle im Sommer im Ferienlager auf. Sobald er aber wieder nach Hause kommt, auch im Sommer, hat er wieder Anfälle und braucht den Inhalator wieder."

„Leider muss ich jetzt aussteigen", sagte ich. „Ich empfehle Ihnen, sich mit dem Wohnungswechsel Zeit zu lassen. Hier haben Sie meine Telefonnummer. Kommen Sie mit Ihrem Sohn doch einmal zu mir in die Sprechstunde. Vielleicht kann ich Ihnen helfen."

Ein paar Wochen später saßen die beiden in meinem Sprechzimmer. Seit seinem siebten Lebensjahr litt Oleg an chronischer Bronchitis und stand unter besonderer ärztlicher Beobachtung. Zweimal schon hatte er eine Lungenentzündung gehabt. In den letzten Jahren war „Bronchialasthma mit Erstickungsanfällen" diagnostiziert worden. Er trug immer einen Tascheninhalator bei sich und machte regelmäßig Hormontherapien. Olegs Vater hatte in der Vergangenheit Alkoholprobleme gehabt und einmal im Alkoholrausch seine Frau geschlagen – das Kind hatte es mit ansehen müssen! Oleg war in der ständigen Angst aufgewachsen, dass wieder ein Streit in einer Schlägerei enden könnte. Aber nachdem der Vater beruflich befördert worden war, hatte sich das Klima in der Familie verbessert. Der höhere Position hatte das Selbstwertgefühl des Vaters gestärkt und damit hatte sich sein Verhältnis zur Familie gebessert. Sie hatten damals sogar die neue Wohnung bekommen.

Ich erfuhr auch, dass der kleine Oleg in den schlechteren Zeiten manchmal gesagt hatte: „Eines Tages nehme ich ein Messer und bringe den bösen Vater um!"

Er wollte nicht zu Hause sein, wenn sein Vater betrunken von der Arbeit kam. Hier lag des Rätsels Lösung, warum das Kind in der Wohnung Anfälle bekam und im Ferienlager nicht. Das habe ich dem Jungen auch ausführlich erklärt.

Danach haben wir eine Reihe von Hypnosesitzungen durchgeführt und den Mechanismus, der die Anfälle ausgelöst hatte, völlig aufgelöst.

Der Junge konnte jetzt ganz auf den Inhalator verzichten. Ich sah ihn noch über zwei Jahre lang regelmäßig und kann sagen: Mit Oleg ist jetzt wieder alles in Ordnung.

Das „Hauptallergen" der Krankheit des Jungen war sein Vater. Dessen ständige Mäkeleien, Nörgeleien und Moralpredigten hatten in Oleg eine große psychische Spannung erzeugt, die erst durch die asthmatischen Anfälle nachließ. Die Anfälle dienten in dieser Situation also als Überdruckventil für seine Psyche, zum Abbau von Spannung.

Heutzutage haben Eltern leider oft viel zu wenig Zeit für ihre Kinder – die Kommunikation ist wenig intensiv und die Verbindung nicht eng genug. Sie haben keine Zeit, sich in die geistige Welt ihres Kindes einzufühlen, die Ängste der Kinder und ihre Zweifel zu erkennen und zu versuchen, Spannungen ganz abzubauen oder wenigstens zu vermindern. Zweifellos wird es in unserem hektischen Alltag, in dem wir größtenteils funktionieren müssen, für Eltern immer schwieriger, ihren Kindern gerecht zu werden. In Deutschland arbeiten Frauen fast genauso viel wie Männer, folglich haben sie mehr Selbstbewusstsein und ihre Ansprüche an Männer sind damit gestiegen. Aber warum sollen die Kinder darunter leiden?

Den zehnjährigen Martin brachte seine Mutter, eine sehr attraktive Frau von 35 Jahren, in ihrem nagelneuen BMW zu mir. Das Kind zeigte periodisches Bettnässen und klagte oft über Kopfschmerzen. In letzter Zeit hatten Martins schulische Leistungen nachgelassen, manchmal schwänzte er sogar den Unterricht. Ich bat den Jungen, mir ein Bild zu malen, auf dem sein Zuhause und seine Familie zu sehen waren. Beim nächsten Mal brachte er mir ein Bild mit, das er mit Buntstiften gemalt hatte: Darauf war ein Haus zu sehen mit einem noch nicht fertigen Dach, unter dem die ganze Familie stand. Links ein hochgewachsener lächelnder Vater, den Martin fest an der Hand hält, mit der anderen Hand hält er genauso fest die Hand seiner lächelnden Mutter, die eine sehr schöne

Frisur hat. Auf ihrer anderen Seite hat die Mutter die kleine Schwester an der Hand.

„Haben Sie ein harmonisches Familienleben?", fragte ich die Mutter unter vier Augen.

„Na ja ... mal so, mal so", antwortete sie ausweichend.

„Und wie ist Ihre Beziehung zu ihrem Mann, besonders die intime?"

„Wir haben keine mehr! Er hat mich immer wie ein Tier behandelt, nur seine eigenen Bedürfnisse befriedigt. Dabei sagte er immer, dass er mich liebe. Wer braucht denn so eine Liebe?!", entgegnete sie.

„Sagen Sie mir bitte, haben Sie einen anderen Mann?"

„Ja, das habe ich ... und ich möchte meinen Mann verlassen und mit meinem neuen Freund leben", gab sie zu.

„Und was wird dann mit den Kindern?", fragte ich nach.

„Das weiß ich ehrlich gesagt noch nicht. Die Kinder sind das Einzige, was mich noch in meiner Ehe hält", war ihre Antwort.

„Und Martin, liebt er seinen Vater?", wollte ich wissen.

„Ja, sehr sogar", antwortete sie.

„Dann ist ihr Mann vielleicht gar nicht so schlecht, und es gibt noch eine Chance, Ihre Ehe zu retten. Lassen Sie uns das versuchen ... Die Kinder lieben ihren Vater doch und hängen an ihm."

„Doktor, mein Mann ist sehr stur, er wird nie mit zu Ihnen kommen. Ich habe ihm auch früher schon vorgeschlagen, zu einem Familientherapeuten zu gehen. Die Antwort war nur: ‚Wenn du das brauchst, dann geh allein hin'."

„Aber wir können es doch so machen: Wenn Sie an einem Tag sehr beschäftigt sind, viel zu tun haben, soll er das Kind zu mir zur Behandlung bringen", schlug ich ihr vor.

„Das ist eine gute Idee. Das macht er bestimmt", entgegnete sie.

Und so kam alles so, wie wir es uns ausgedacht hatten. Aber wie groß war meine Verwunderung, als ich Martins Vater sah. Auf dem Bild schien er größer als die Mutter, aber in Wirklichkeit war er sogar einen halben Kopf kleiner als seine Frau. Ich bat den Vater, der draußen rauchte, zu mir zu kommen. Wir kamen ins Gespräch, und ich erfuhr, dass er sehr an seinen Kindern hing, besonders an seinem Sohn, und dass er auch seine Frau sehr liebte. Er arbeitete viel, oft gleichzeitig an verschiedenen Orten, häufig war er sehr müde, nervös, die intime Beziehung mit seiner Frau klappte nicht mehr, denn er hatte schnell einen Samenerguss, und folglich bekam seine Frau keinen Orgasmus.

„Wenn sie die Scheidung einreicht, werde ich ihr die Kinder nicht geben", sagte er zu mir.

„Und verstehen Sie, dass der Zustand Ihres Kindes aus dem gespannten Verhältnis zwischen seinen Eltern entstanden ist? Sehen Sie sich bitte das Bild an, das Ihr Sohn gemalt hat. Sehen Sie, wie groß und stark Sie in seinen Augen sind. Ich kenne mich in der Sexualpathologie aus und kann Ihnen helfen, wenn Sie um Ihre Familie kämpfen möchten", bot ich ihm an.

Der Wunsch des Jungen, dass seine Mama und sein Papa ihn fest an den Händen halten, hat sich tatsächlich erfüllt.

Ein anderes Bild hat ein Altersgenosse von Martin für mich gemalt – mit einem schwarzem Stift. Auf die Frage, warum er nur mit Schwarz gemalt habe, antwortete der Junge: „Ich weiß nicht, ich wollte es einfach so machen."

Auf dem Bild war sein Vater, ein sehr großer Mann mit einer Krücke, zu sehen. Im Gespräch erfuhr ich, dass sich der Vater ein Jahr zuvor ein Bein gebrochen, lange gehinkt hatte und an einer Krücke gegangen war.

Der Mann konnte schon lange wieder normal gehen, aber auf dem Bild hatte das Kind seinen Vater hinkend und mit einer Krücke gemalt. Das hatte sicherlich einen Grund. Und ein Stückchen weiter stand die Mutter mit einem Kinderwagen, daneben die kleine Schwester. Er selbst stand allein mit traurigem Gesicht in einigem Abstand zum Rest seiner

Familie. Dieses Bild war leider eine zusätzliche Bestätigung meiner Diagnose „neurotische Depression“ und lieferte gleichzeitig die Information über die Ursache seiner Krankheit.

Besonders beeindruckt hat mich das Bild der achtjährigen Melanie, die an Bronchialasthma litt. Eines Tages hatte eine Frau in der Praxis angerufen und mich gefragt, ob ich ihre Tochter Melanie von ihrer Allergie und ihren Asthmaanfällen befreien könne.

„Verstehen Sie, bis jetzt hat das niemand geschafft, auch für viel Geld nicht! Vor Kurzem hat sogar ein bekannter Heiler versucht, sie am Telefon zu heilen. Es hat nicht geklappt“, erzählte mir die arme Frau.

Ich fragte sie daraufhin, ob sie in ihrer Jugend einmal versucht habe, am Telefon zu heiraten, ohne den Bräutigam zu sehen.

Da musste sie lachen. „… Ich habe verstanden, was Sie meinen. Mein Mann bringt meine Tochter zu Ihnen. Schade, dass ich nicht mitkommen kann, aber ich arbeite die ganze Woche bis spät abends.“

Als der junge, sehr gepflegte Vater mein Sprechzimmer betrat, begann er in Anwesenheit des Mädchens zu klagen, dass weder Ärzte noch Heilpraktiker helfen könnten, dass alle nur Geld kosteten … und nicht wenig. Damit sprach er auch mir gegenüber sofort sein Misstrauen aus und das vor dem Mädchen. Ich machte dem Vater gegenüber eine scharfe Bemerkung.

„Verstehen Sie mich nicht falsch … wir haben einfach keine Kraft mehr! Melanie ist gegen Hundehaare allergisch, aber sie würde doch am liebsten jeden Hund auf der Straße streicheln. Für sie ist diese Allergie sehr schlimm, und sie weint oft, weil sie so gern einen eigenen Hund hätte.“

„Sie haben ein so liebes und hübsches Mädchen. Kinder, die Tiere lieben, sind mir immer sympathisch. Vielleicht wird Melanie ja später einmal Tierärztin. Nicht wahr, Melanie?“

Das Mädchen nickte und lächelte verlegen.

„Also“, sagte ich fest, „ich kann Melanie heilen. Sie wird gesund werden, ich habe die Wundermittel dafür. Aber ich helfe Ihnen nur unter einer Bedingung.“

„Und die wäre?“, fragte mich der Vater ein bisschen misstrauisch.

„Sobald wir sehen, dass die Asthmaanfälle aufgehört haben und Melanie frei und unbeschwert herumrennen kann, ohne zu keuchen und ohne zu ersticken, kaufen Sie und Ihre Frau ihr einen Hund. Was sagen Sie dazu?“

„Ja, natürlich,“ versprach der Vater. „Damit sind wir einverstanden.“

„Gut. Dann bringen Sie bitte Hundehaare für die Desensibilisierung des Mädchens mit.“

Am nächsten Tag kam der Vater mit einer Tüte mit Hundehaaren.

„Die sind vom Hund meiner Mutter. Melanie hat früher mit ihm gespielt … als alles noch in Ordnung war.“

Mithilfe des Bioresonanzgeräts übertrug ich die schwachen Schwingungen der Zellen der Hundehaare auf die körpereigenen Schwingungen des Kindes. Das alles geschah mit Suggestion und unter Hypnose.

Drei Wochen später, das heißt nach neun Behandlungen berichtete mir der Vater begeistert, er sei mit dem Fahrrad ums Haus geradelt und Melanie habe ihm schon ein ganzes Stück hinterherlaufen können, ohne dabei in Atemnot zu geraten. Ich nahm zusätzlich eine spezielle Atemgymnastik in die Behandlung auf und nach eineinhalb Monaten hörten Melanies Anfälle ganz auf. Da empfahl ich den Eltern, Melanie zu erlauben, Omas Hund zu streicheln, wenn sie die Oma besuchten (früher hatten sie das dem Mädchen wegen seiner Krankheit strengstens verboten).

Melanie war sehr glücklich. Nach ein paar weiteren Wochen erklärte ich – mit dem Behandlungserfolg sehr zufrieden – den im Wartezimmer sitzenden Eltern feierlich, dass sie das Geld für den Kauf eines Hundes schon einmal bereitlegen könnten. Da sagte die Frau verlegen, dass ihr Mann keinen Hund mehr wolle.

„Was heißt: Er will nicht? Wir haben dem Kind doch versprochen, dass es einen eigenen Hund bekommt, wenn es gesund wird." Das sei doch eine sehr wichtige Motivation im Therapieprozess gewesen, fügte ich hinzu. Und außerdem sollten wir weitere unterstützende Behandlungen machen, wenn das Mädchen den Hund hat, denn ich würde dann die Desensibilisierung mit den Haaren von diesem Hund machen.

Als Melanie an diesem Tag mit ihren Eltern nach Hause ging, bat ich sie, mir ein Bild zu malen und das nächste Mal mitzubringen. Bei ihrem nächsten Besuch betrachtete ich ihr Bild genau: Zu sehen waren ein blauer Himmel mit flaumigen weißen Wolken, eine große, leuchtend orangefarbene Sonne und auf einer grünen Wiese mit vielen Blumen stand Melanie mit einem Hund an der Leine. Unten stand: „Melanie und Tobik". Daneben waren die Schildkröte „Tortik" und ein großer Mann im weißen Kittel mit einem Käppchen mit rotem Kreuz darauf zu sehen, auf dem „Doktor Matenko" stand. Das ganze Bild strahlte so viel Licht und Freude aus.

Mit großem Vergnügen betrachtete ich Melanies Bild und fragte sie dann: „Melanie, wo sind denn deine Eltern? Ich kann sie nirgends sehen auf deinem Bild …"

„Kein Platz", antwortete das Mädchen kurz und bündig.

Ich ging zu ihrer Mutter ins Wartezimmer und fragte sie: „Und, was haben Sie in Bezug auf den Hund entschieden?"

„Wir werden jetzt keinen Hund kaufen", antwortete sie verlegen. „Mein Mann ist strikt dagegen. Er mag keine Hunde. Er sagt, wir könnten seine Mutter besuchen, die habe ja einen Hund. Außerdem planen wir gerade einen Urlaub in Spanien, und Sie wissen ja selbst, das ist nicht billig."

„Sagen Sie, haben Sie das Bild gesehen, das Ihre Tochter gemalt hat?", fragte ich sie.

„Ja, natürlich. Ein sehr fröhliches und lustiges Bild."

„Und wissen Sie, was Melanie auf meine Frage, wo denn ihre Eltern seien, geantwortet hat?“

„Nein, was denn?“

„Sie antwortete: ‚ ein Platz‘.“

„Das hat sie vielleicht nicht so gemeint! Sie weiß und fühlt doch, dass wir beide sie sehr lieben“, sagte die Mutter mit Tränen in den Augen.

Ich sagte nichts mehr dazu, drehte mich um und ging zurück ins Sprechzimmer, um weiter mit Melanie zu arbeiten. Nur ein paar Minuten später ging die Tür auf und die Mutter stürmte aufgeregt ins Zimmer. Sie schnappte sich das erschrockene Mädchen, das gar nicht verstand, was los war, und führte es mit den Worten: „Gehen wir, hier haben wir nichts mehr verloren“, aus der Praxis. Über das weitere Schicksal von Melanie ist mir leider nichts bekannt.

DIE VERSCHIEDENEN GESICHTER DES PSYCHOTHERAPEUTEN

Die Arbeit eines Psychotherapeuten setzt voraus, dass er seinen Patienten gegenüber völlig verschiedene Rollen einnehmen kann. Zum Beispiel behandelte ich einige Jahre lang eine Frau, die als Lektorin an der Universität arbeitete. Ich genoss ihr grenzenloses Vertrauen und sie respektierte mich sehr. Ich erlebte, wie sich diese schon erwachsene Frau mir gegenüber unbewusst wie ein kleines Kind fühlte und ihrer zwanzigjährigen Tochter Olga eine Freundin, keine Mutter sein wollte. Wandte sich ihre Tochter mit einer Frage an sie, empfahl die Mutter ihr, doch Doktor Matenko nach seiner Meinung zu dem Thema zu fragen.

Einmal rief mich Olga an und erzählte, dass bei ihnen zu Hause renoviert werde und sie schon seit einer Woche bei ihrem Freund wohne. Auf den Rat ihrer Mutter hin habe sie noch keinen Sex mit ihm gehabt, aber jetzt sei er sehr hartnäckig und die Hochzeit solle ja auch in ein paar Monaten sein. Nun wollte sie von mir wissen, was sie tun solle.

Ich riet ihr, mit ihrer Mutter zu sprechen. Olga erklärte, dass sie schon mit ihrer Mutter telefoniert habe, die aber nicht wisse, was sie in dieser Angelegenheit sagen solle, und ihr deshalb geraten habe, mich anzurufen und um Rat zu bitten. Wir dürfen allerdings nicht vergessen, dass all dies in den 1980er Jahren in der Sowjetunion geschah, in einer Zeit, in der Sex kein Thema war.

Andererseits hatte ich sehr oft mit Menschen zu tun, die selbst in Führungspositionen waren: Unter meinen Patienten waren, wie ich bereits erwähnte, Geschäftsführer von großen Unternehmen, Kapitäne von Schiffen und Leistungssportler aus unserem olympischen Team.

Ich arbeitete schon zehn Jahre lang mit Gruppenhypnose, bevor der in der sich auflösenden Sowjetunion berühmte Doktor Kaschpirowski auf der Bildfläche erschien. Mit Schmunzeln erinnere ich mich, wie die Geschäftsführer von fünf großen Firmen zusammen mit ihren fünf Chauffeuren (für diese Menschen war ihr Fahrer eher ein Freund, Kamerad und Bruder) mich auf die betriebseigene Datscha einluden, wo ich zwei Wochen lang für alle zehn Gruppenhypnosen zur Verbesserung des Allgemeinbefindens durchführte. Alle waren sehr zufrieden, denn sie fühlten sich danach deutlich besser, frischer und leistungsfähiger.

Es muss im Jahr 1984 gewesen sein, als ich schon in Tallinn war, da wandte sich der Leiter des Rettungsdienstes der sowjetischen Schifffahrtsgesellschaft in Estland mit einer ähnlichen Bitte an mich. Er war ein sehr mutiger Mensch, der in seinem Leben vieles gesehen hatte: brennende Schiffe, brennende Menschen …

Auch die russischen Meister im Eiskunstlauf Malgina und Korovin baute ich nach einer schweren Verletzung wieder auf.

All diesen Menschen fehlte es nicht an Mut und Charakterstärke. Deshalb kann ich nur noch einmal betonen, dass ich ungläubig den Kopf schütteln muss, wenn ich höre, dass Hypnose sich angeblich nur für diejenigen eignet, die keinen eigenen Willen, sondern einen schwachen Charakter haben. Das ist ein Vorurteil, das einer genauen Untersuchung nicht standhält. In Wahrheit ist es genau umgekehrt: Je kreativer, beharrlicher und zielstrebiger ein Patient ist, desto leichter ist es, mit ihm zu arbeiten.

Natürlich stößt die Arbeit mit dieser Methode wie alles in der Medizin auch an ihre Grenzen. So ist paranoide Schizophrenie die Hauptgegenanzeige für hypnotherapeutische Behandlungen.

Mein Kollege Doktor Troschin, den ich bereits erwähnte, hat einmal erlebt, wie ein Patient ihn in seine Wahnvorstellung integrierte und mit einem Beil in der Hand durch das ganze Krankenhaus jagte, weil er dachte, dass der Arzt ihm mit der Hypnose Schaden zufügen wollte. Deshalb war es bei uns zu Lande so, dass diese Art von Therapie nur von Ärzten durchgeführt werden durfte, die eine Zusatzfortbildung in Psychiatrie absolviert hatten.

In Charkow im Institut für ärztliche Weiterbildung habe ich bei einer Fortbildung im Bereich „Suchttherapie" Folgendes erlebt: Wir waren im Ärztewohnheim zu viert in einem Zimmer untergebracht. Die drei Kollegen waren in der Inneren Medizin tätig, wollten sich aber im Bereich „Suchttherapie" fortbilden, um mehr zu verdienen. Unter ihnen war ein junger Arzt namens Wladimir. Im Unterricht war er fast nie zu sehen, stattdessen saß er in der Bibliothek, wo er Puschkins etwas frivoles Werk *Luka Mudistschev* las und allerlei überspannte Kriminalromane. Er sprach kaum mit uns, aber als er erfuhr, dass ich mit Hypnose und Akupunktur arbeitete, begann er, sich für mich zu interessieren.

Als er mich eines Tages dabei beobachtete, wie ich einen Plattenspieler, den ich gerade für meine Tochter gekauft hatte, in das Zimmer trug, wo ich ihn unter mein Bett stellte, fragte er mich anderntags flüsternd: „Wie lange stehst du schon mit ihnen in Verbindung? Na, du weißt doch, wen ich meine .... die Außerirdischen. Wozu brauchst du denn sonst diesen Empfänger in der Nacht? Um Kontakt mit ihnen aufzunehmen. Räum ihn weg, er tut mir nicht gut."

Ich verstand sofort, dass sich bei meinem Kollegen eine psychische Krankheit abzeichnete. Ich teilte meine Sorge den Zimmerkameraden mit, aber sie lachten mich aus, denn sie hatten keine entsprechende fachliche Vorbildung. In dieser Nacht schlief ich sehr unruhig. Am Morgen, als alle duschen gegangen waren, ging Wladimir zur Tür, schloss hinter ihnen ab, nahm meine Hand und verlangte sehr aufgeregt und mit zorniger Stimme von mir, den Empfänger unter meinem Bett unverzüglich hervorzuholen und zu entsorgen. Wladimir war ein fast zwei Meter großer und starker Mann. Ich versuchte natürlich, ihn zu beruhigen, und versprach, seinem Wunsch am Ende des Tages nachzukommen, denn jetzt müssten wir uns beeilen, um rechtzeitig zu den Vorlesungen zu kommen.

Ich erzählte meinen Kollegen von diesem Vorfall und bat sie, sofort unseren Professor anzurufen. Wladimir wurde umgehend in die Psychiatrie eingeliefert. Später fanden wir unter seinem Kissen ein großes Messer. Gott sei Dank war die Geschichte gut ausgegangen ...

RÜCKENSCHMERZEN LINDERN

Anfang der 1970er Jahre, als ich noch in der Psychoneurologie arbeitete, stellte ich sonderbare Dinge fest: Die Röntgenaufnahmen der Wirbelsäule zeigten offenbar nicht immer das tatsächliche Bild einer Krankheit. Der Oberarzt der neurologischen Abteilung des Eisenbahnerkrankenhauses im damaligen Swerdlowsk bemühte sich, unsere Aufmerksamkeit auf dieses Phänomen zu lenken. So waren auf den Röntgenbildern von Patienten manchmal große Osteophyte (Knochenauswüchse) zu sehen, der Patient klagte jedoch nicht über Rückenschmerzen.

Aber es gab auch den umgekehrten Fall. Zum Beispiel wurde einmal eine junge Frau zu mir geschickt, die wegen Kreuzschmerzen schon einige Monate lang krankgeschrieben war. Dabei war ihr Röntgenbild absolut normal und sie hatte auch keine gynäkologischen Probleme. Im Gespräch mit der Patientin tauchte ein alter, sehr ernster Familienkonflikt auf. Und nach einer Reihe von Hypnosesitzungen waren die Schmerzen verschwunden. Damals hat mich das sehr gewundert, aber später wurde mir vieles klarer, verständlicher, besonders nachdem ich eine Fortbildung in manueller Therapie bei Frau Professor Kadyrova besucht hatte.

Ich erzählte Frau Professor Kadyrova, dass ich als Psychotherapeut immer wieder auf Patienten mit Rückenproblemen träfe, die sie nach den Röntgenbildern nicht haben dürften, und es stellte sich heraus, dass dieses Phänomen den Wissenschaftlern schon längst bekannt war. Gemeint sind Probleme wie Steifheit, Muskelverspannungen und chronische Muskelkrämpfe. Bei falscher Lebensweise können sich sogar bei normal gebauten Menschen im Laufe der Zeit ziemlich ernste chronische Muskelveränderungen entwickeln. Ursächlich dafür sind in erster Linie Stress bei der Arbeit und zu Hause, körperliche Überlastung, große Gewichtszunahme, Verschiebungen der kleinen Wirbelgelenke oder ein Bandscheibenvorfall. Starke Nervosität führt dazu, dass die Wirbelsäulenmuskulatur sich zuerst im Brustbereich verspannt, der Spasmus sich dann aber auch auf andere Stellen des Rückens ausdehnt.

Wer lange Zeit unter psychischem Stress zu leiden hat, verkrampft sich sehr und kann sich dann praktisch gar nicht mehr entspannen, auch nicht nachts beim Schlafen. Vielleicht wacht er mehrmals auf, steht auf, um auf die Toilette zu gehen oder hat Schmerzen in der Herzgegend, die von einem Unruhegefühl begleitet werden, und morgens fühlt er sich zerschlagen, ohne schwere körperliche Arbeit geleistet zu haben.

Umgekehrt entwickelt sich ein steifer Nacken leicht bei Menschen, die lange Zeit in immer gleicher Haltung am Computer oder am Schreibtisch sitzen. In der Folge bekommen diese Menschen auch eine charakteristische Haltung: Der Kopf wird zwischen die Schultern gezogen, die Halsmuskeln werden kürzer.

Steifheit der Lendenwirbelsäule hingegen entsteht, wenn wir nach vorn gebeugt arbeiten, zum Beispiel bei Putzfrauen.

Die Symptome der Krankheit hängen davon ab, in welchem Teil des Rückens der Muskelkrampf (Spasmus) sich am stärksten äußert und wie weit die Dauerverspannung (der erhöhte Muskeltonus) sich entwickelt hat. Wenn die Halsmuskulatur verspannt ist, entsteht fast immer ein schmerzhaftes Druckgefühl in Nacken und Hals sowie Druck auf den Schultern: Der Betreffende kann nur mit Mühe die Arme nach oben heben. Verkrampfte Muskeln verschlechtern die Durchblutung im Bereich der Halswirbelsäule, was zu einem Anstieg des Drucks im Gehirn oder einer Erhöhung des Blutdrucks, zu Schwindelgefühlen und starken anfallartigen Kopfschmerzen führen kann. Wenn verspannte Muskeln

Nervenwurzeln einklemmen, kann der Schmerz bis in die Fingerspitzen gehen und dann kommt es schlimmstenfalls zu Lähmungserscheinungen im ganzen Arm.

Charakteristisch für die Verspannung der Muskulatur der Brustwirbelsäule sind ein Druckgefühl und spastische Schmerzen im Bereich von Schulterblättern und Schultern. Es ist ein Gefühl, als ob dort ein Nagel säße. Außerdem leidet der Betreffende unter einem Druckgefühl in der Brust, Müdigkeit und starken Verspannungen zwischen den Schulterblättern.

Überanstrengung der Muskeln im Bereich der Lendenwirbelsäule wird abends von Schmerzen in Kreuz und Hüften begleitet, morgens hingegen von Schmerzen und einem Gefühl von Schwere und Steifheit im Kreuzbein. Sind Nerven eingeklemmt, kommt es schlimmstenfalls zur Lähmung von Beinen und Füßen mit Schmerzen entlang der Nervenbahnen. Bei solchen Patienten fühlt sich der Rücken an, als sei er aus Hartgummi, und es ist unmöglich, in die Muskeln hineinzudrücken. Der Effekt von manuellen Massagen ist hier minimal, so angespannt sind die Muskeln und die Muskulatur der Blutgefäße! Ein solcher Muskelspasmus wird durch eine „Spasmusmatrize" im Bereich derjenigen Nervenzellen im Gehirn verursacht, die für die Bewegungen der Arme und Beine verantwortlich sind.

Wie Herr Professor Birnbauer aus Tübingen ausführt, verfügt unser Gehirn über ein Gedächtnis für chronischen Schmerz, das sogenannte Schmerzgedächtnis. Wahrscheinlich gelinge es deshalb in Hypnosesitzungen oft, Schmerzen im Rücken zu reduzieren oder ganz aufzulösen. Natürlich setze ich, wenn der Muskelkrampf bei einem Patienten durch eine Schonhaltung nach einer Verschiebung des Zwischenwirbelgelenks entstanden ist, vor der Hypnose manuelle Therapie ein, die ich mit postisometrischen Übungen zur Entspannung und besseren Durchblutung und mit Segmentmassage verbinde. Um die

Wirkung der anderen Maßnahmen zu verstärken, arbeite ich oft zusätzlich mit Akupunktur.

Vor der Behandlung weise ich die Patienten auf eine mögliche vorübergehende Verschlimmerung der Krankheit hin, denn die therapeutische Reizung der Nervenenden kann die verkrampften Muskeln irritieren und es kann ein paar Wochen dauern, bis sich die Blutversorgung dieser Muskeln wieder normalisiert. Interessant ist auch, dass sich bei Menschen, die zu Beleibtheit neigen, der Stoffwechsel intensiviert und sie so an Gewicht verlieren.

Oft besteht die Aufgabe des Arztes bei der Behandlung von Rückenschmerzen darin, die Quelle der seelischen Belastung zu finden, die als Auslöser gedient hat. Da gab es in meiner Praxis zum Beispiel einen Patienten, der ein paar Tage nach einem Fallschirmsprung Rückenschmerzen und Schmerzen in den Knien bekommen hatte. Dieser Mann hatte miterlebt, wie sein Freund seinen Fallschirm nicht hatte öffnen können, auf die Erde gestürzt und dabei ums Leben gekommen war. Wegen seiner Schmerzen in den Beinen war er schon mehrmals von anderen Fachärzten untersucht worden, aber man hatte keine krankhaften Veränderungen gefunden, weder in der Wirbelsäule noch in den Beinen. Erst mithilfe von Psychoanalyse und Hypnotherapie gelang es, die Schmerzen zu beseitigen, das heißt, das Schmerzgedächtnis in seinem Gehirn zu löschen.

Berichten möchte ich auch von folgendem interessanten Vorfall, der sich erst im Jahr 2009 ereignete: Eine 35-jährige Frau, Mutter zweier Kinder, kam zu mir wegen Schmerzen im Bereich von Hals- und Brustwirbelsäule und häufigen Kopfschmerzen, die im vergangenen Jahr noch von grundloser Angst begleitet wurden. Sie war schon bei mehreren Orthopäden gewesen, hatte eine Computertomografie machen lassen, aber man hatte keine Veränderungen gefunden. Die Ärzte verschrieben ihr Antidepressiva und Tabletten gegen die Kopfschmerzen. Obwohl die Patientin sich schämte, gestand sie mir in unserem Gespräch, dass sogar ihre kleinen Kinder ihr jetzt auf die Nerven gingen, ihre sexuelle Erregbarkeit nachgelassen habe und auch ihr Gedächtnis schlechter geworden sei. Das Leben sei einfach unerträglich geworden. Eine ihrer Bekannten, die ich erfolgreich behandelt hatte, hatte ihr von meinen Methoden erzählt und so saß sie jetzt in meinem Sprechzimmer.

In unserem Gespräch erfuhr ich, dass sie im Alter von fünfzehn Jahren ein traumatisches Erlebnis hatte, als ein Mann versuchte, sie zu vergewaltigen. Nach diesem Vorfall wurde sie das Gefühl von innerer Unruhe nicht mehr los, sie hatte Angst vor Männern, fühlte sich verklemmt, wurde introvertiert und schweigsam und hatte oft Kopfschmerzen. Mit den Jahren ließ die Unruhe nach. Sie lernte ihren heutigen Mann kennen, verliebte sich in ihn, heiratete und bekam ihr erstes Kind. Die Geburt war sehr schwer, es gab Komplikationen, die junge Frau bekam eine Vollnarkose und das Kind wurde mit einem Kaiserschnitt geholt. Da hörte sie, obwohl sie unter Narkose stand, wie ein Arzt zum anderen sagte, dass die Situation sehr kritisch sei und die Patientin hier auf dem Operationstisch sterben könne.

Die Patientin und ihr Kind lebten, aber die Frau bekam nach der Geburt starke Schmerzen im Lendenbereich. Da das Baby unruhig schlief und sie nachts häufig aufstehen musste, litt sie außerdem bald unter Schlafstörungen, ihre Panikattacken kehrten zurück, sie litt unter Schwindelgefühlen und Übelkeit und dazu kam noch eine furchtbare Angst davor, allein zu Hause zu bleiben. So begannen ihr unendlicher Weg von Arzt zu Arzt, die ihr keine nachhaltige Verbesserung bescherten. Erst eine regelmäßige Behandlung mit Psychoanalyse und Hypnose in Verbindung mit seriösen biophysischen Technologien brachte der Frau die Lebensfreude zurück. Bei unserem Abschied erzählte sie mir, dass sogar ihr Sexualleben mit ihrem Mann sich verbessert habe.

„Ich bin mit Rückenschmerzen zu Ihnen gekommen und gehe mit leichter Seele. Ich fühle mich wie neu geboren.“

Die Arbeit eines Arztes verlangt große seelische Hingabe und auch Ärzte haben ihre Sorgen – sie leben alle nicht im Garten Eden. Vor Kurzem las ich in einer deutschen Zeitung einen Artikel eines bekannten Professors für Psychotherapie. Darin schrieb er, dass Ärzte auch Menschen seien und dass diese Menschen mitunter auch Alkohol- und Drogenprobleme hätten und unter Depressionen litten. Laut Statistik begehen in Deutschland pro Jahr etwa zweihundert Ärzte Selbstmord. Aber davon weiß natürlich die Mehrheit der Bevölkerung nichts.

So treffe ich zum Beispiel einen Kollegen und Freund, der eine private psychiatrische Klinik betreibt, fast nie zu Hause an.

„Anatoli, ich sehe meinen Mann normalerweise erst nach 22 Uhr. Vielleicht können Sie mir sagen, wann ich Kinder bekommen kann, wenn er ein solches Leben führt?", sagte seine Frau eines Tages zu mir.

Als ich einen anderen befreundeten Arzt – einen glänzenden Chirurgen, der ein großes Talent hat –, einmal in einer privaten Angelegenheit anrief, nahm seine Frau, die als Sprechstundenhilfe in seiner Praxis arbeitet, das Telefon ab.

„Hallo, kann ich bitte deinen Mann sprechen?", sagte ich.

„Er hat wie immer eine Operation", antwortete sie seufzend.

„Dann kann ich es vielleicht in der Mittagspause noch einmal versuchen?", fragte ich nach.

„Er isst doch tagsüber nichts", entgegnete sie.

„Und wann isst er dann?", wollte ich wissen.

„Nachts nach 23 Uhr gewöhnlich."

Dieser Allgemeinmediziner hat eine große Praxis in Stuttgart, vier Kinder, einen Hund und eine Frau, die zehn Stunden täglich an seiner Seite arbeitet und manchmal nicht mehr weiß, ob der Mann an ihrer Seite ihr Kollege oder ihr Ehemann ist.

Alle drei Ärzte sind noch keine fünfzig Jahre alt. Alle drei haben Familie und nicht abbezahlte Hypotheken. Zwei von ihnen haben ihre Frau als Sprechstundenhilfe an ihrer Seite. Wir treffen uns im Freundeskreis alle paar Monate. Deshalb habe ich mir den Anruf eines früheren Kollegen aus Tallinn, der in den letzten Jahren in einem Verlag arbeitete, so zu Herzen genommen …

„Doktor Matenko, was für ein Glück, dass ich Sie endlich gefunden habe. Sie leben und arbeiten jetzt in Deutschland … Vielleicht können Sie sich nicht mehr an mich erinnern, aber vor zwanzig Jahren haben Sie mir geholfen, das Rauchen aufzugeben. Ich rauchte damals mehr als zwei Schachteln Zigaretten pro Tag und in meiner Lunge fanden sich schon starke Veränderungen. Ich sage es Ihnen ehrlich, damals habe ich nicht an Ihre Methoden geglaubt und bin nur zu Ihnen gegangen, weil meine Mutter mich so sehr darum bat. Aber es hat tatsächlich gewirkt und das hat mich sehr überrascht. Ich hoffe sehr, dass Sie mir noch einmal helfen können. Meine Situation ist schier unerträglich, und wenn nicht meine Frau und meine erwachsene Tochter wären, würde ich gern von dieser Welt gehen.

Seit einem Jahr habe ich extreme Schwierigkeiten beim Harnlassen. Ich habe starken Harndrang, aber es ist so, als ob mich etwas in der Harnblase und der Harnröhre am Harnlassen hindern würde. Ich kann meine Blase nur entleeren, wenn ich mir einen Katheter lege, und das tut jedes Mal unglaublich weh … Und so versuche ich natürlich, die Zeiten dazwischen möglichst weit auszudehnen, manchmal sogar über einige Stunden. Nachts lege ich mir meist zweimal einen Katheder.

Im Laufe dieses Jahres war ich bei verschiedenen Urologen. Sie wundern sich alle und können nur sagen: Es gibt keine auffälligen organischen Veränderungen. Ich habe mich schon an Chirurgen gewandt: Eine Operation ist nicht angezeigt. Und noch schlimmer: Ein operativer Eingriff könnte völlige Inkontinenz nach sich ziehen. Meine Tochter hat mir geraten, mich noch einmal an Sie zu wenden, Herr Matenko. ‚Er hat dir damals geholfen, er wird dich auch jetzt retten‘, meinte sie. Sie hat ihrer

Mutter und mir schon Flugtickets gekauft und ein Hotelzimmer in Ludwigsburg reserviert."

Mir blieb nichts anderes übrig, als ihm trotz der bevorstehenden Feiertage zuzusagen. Zum Glück waren solche Symptome nicht neu für mich. In der Eisenbahnklinik des damaligen Swerdlowsk, in der ich zwischen 1974 und 1983 arbeitete, waren mir Fälle aus der Chirurgie geschickt worden, deren Harnlassreflex nach einer Darmoperation gestört war. Den Patienten mussten zum Wasserlassen Blasenkatheter gelegt werden.

Als der Patient in meiner Praxis stand, war ich überrascht. Natürlich war er vor zwanzig Jahren jünger und dynamischer gewesen, aber jetzt saß ein Mann von nur sechzig Jahren vor mir, der wegen eines fortgeschrittenen Lungenemphysems kaum Luft bekam, an einer schweren Depression litt, mit dem Gedanken an den Tod spielte und schon seit eineinhalb Jahren Antidepressiva nahm. Im Grunde genommen war er bettlägerig, nur einmal in der Woche kam er in sein Büro im Verlag, um seine Mitarbeiter daran zu erinnern, dass „er noch am Leben ist". All das hatte er am Telefon natürlich mit keinem Wort erwähnt. Dazu kam, dass er acht Tage später, das heißt genau zu Neujahr, schon wieder nach Hause fliegen wollte und musste, denn die Geschäfte können bei den Unternehmern nicht warten, besonders wenn sie gerade nicht so gut gehen. Also, hatte ich nicht viel Zeit ...

Schon am ersten Tag gelang es uns in einem dreieinhalbstündigen Gespräch, den Schatz, der „auf dem Dachboden" lag, auszugraben, denn „im Keller" war wirklich nichts. Wie ich erfuhr, war Matti, so hieß der Patient, schon als Kind sehr unruhig gewesen. Die Mutter hatte ihn allein großgezogen, denn der Vater hatte sie verlassen. Sie war ständig krank und der Junge entwickelte eine Angst davor, irgendeine furchtbare Krankheit zu bekommen. Er fühlte sich schwach und minderwertig und hatte das Gefühl, ein Pechvogel zu sein. Dabei war seine Auffassungsgabe hervorragend und er war gut in der Schule. Später war er ein guter Student und wurde anschließend Leiter einer Poliklinik, nach dem Zerfall der UDSSR gründete er eine eigene Firma. Vor zwanzig Jahren hatte er aufgehört zu rauchen und die Welt sah nun schon viel besser aus. Aber dann erkrankte seine Mutter plötzlich an Gebärmutter- und Harnblasenkrebs und verstarb nach qualvoller Krankheit mit unerträglichen Schmerzen im Unterbauch. Der empfindsame und unruhige Matti konnte das nicht verwinden, er erinnerte sich in allen Details an ihre Krankheit und lebte in ständiger Angst davor, dass ihm einmal genau dasselbe passieren würde. Diese Vorstellung, die sich im Unbewussten festgesetzt hatte, hielt ich für die Ursache seiner gegenwärtigen Depression.

Völlig unerwartet war für mich, dass die Suggestibilität des Patienten nach den Tests, die ich durchführte, fast bei null lagen, andererseits berichtete er mir, dass er sich über all die Jahre hinweg gut an meine Stimme habe erinnern können. Diese Aussage war sehr wichtig für mich und bestärkte mich in dem Entschluss, dennoch hypnotherapeutisch mit ihm zu arbeiten.

In den acht Tagen intensiver Therapie setzte ich spezielle Massageapparate zur Entspannung des Patienten ein, führte ihn danach in hypnotische Trance und suggerierte ihm ein Nachlassen der Verkrampfung der Harnblasenmuskeln und dass meine Stimme ab jetzt ständig wie eine auf Grün geschaltete Ampel in seinem Unbewussten wirken würde. Während ich das sagte, benutzte ich ein Gerät, das vor den Augen des Patienten grün blinkte. Außerdem behandelte ich ihn noch mit Akupunktur. Der Erfolg dieser im Dauerlauf durchgeführten Therapie war, dass Matti zum ersten Mal seit einem Jahr viermal ohne Katheter Wasser lassen konnte (sogar einmal in der Nacht). Mit diesem Ergebnis waren sowohl der Patient selbst als auch seine Frau sehr zufrieden und sie flogen in der Hoffnung auf weitere Besserung nach Hause.

So verging etwa ein Monat. Dann bekam ich einen Anruf aus dem Baltikum, der den ganz normalen Arbeitstag für mich zum Feiertag machte: „Sie haben ein Wunder getan! Ich kann ohne Katheter Wasser lassen! Der Harnlassreflex hat sich völlig normalisiert! Jeden Abend vor dem Schlafengehen erinnere ich mich mit geschlossenen Augen an Ihre Stimme und sehe das grüne Lichtsignal der Ampel vor mir. Es ist für mich das Zeichen, dass ich am Ende des Tunnels angekommen bin, und ich schlafe ruhig ein."

THEORETISCHER EXKURS

Traumatische Erlebnisse und ihre Folgen

„Trauma“ oder „Psychotrauma“ bezeichnet eine schwerwiegende seelische Verletzung. In der Alltagssprache wird oftmals schon jede Form leidvoller Erfahrungen so benannt. In der Psychologie jedoch verwendet man den Begriff „Trauma“ und „Psychotrauma“ ausschließlich für Extremfälle, nämlich bei starken psychischen Erschütterungen aufgrund eines extremen Erlebnisses mit außergewöhnlicher Bedrohung oder von katastrophenartigem Ausmaß, das bei fast jedem Menschen psychische Folgestörungen auslösen könnte. Solche Extremerlebnisse sind beispielsweise Unfälle, Naturkatastrophen, Krieg und Vertreibung, Beobachtung des gewaltsamen Todes anderer, Opfer sein von Folter, Terrorismus, Vergewaltigung oder anderen Verbrechen, aber auch Vernachlässigung in der Kindheit, Verlust oder Scheidung der Eltern in der Kindheit, lebensbedrohliche Erkrankungen, lang andauerndes intensives Mobbing und so weiter. Der dadurch ausgelöste extreme Stress, die erlebte Hilflosigkeit und das Entsetzen können die normalen Verarbeitungsprozesse in Gehirn und Hormonsystem blockieren und es entstehen psychische Symptome. Solche typischen Anzeichen einer Traumatisierung sind: wiederkehrende Ängste, vermehrte Wut, Konzentrationsschwierigkeiten, leichte Erschreckbarkeit, emotionale Abstumpfung, häufige gedankliche Vorwegnahme des Schlimmsten, übermäßig starke Reaktionen wie Panikattacken auf äußere Einflüsse, wiederkehrende Alp-

träume, Flashbacks durch bestimmte Schlüsselreize, Selbstverletzungen und das Vermeiden von allem, was an das ursprüngliche Erlebnis erinnern könnte und so weiter.
In manchen Fällen bilden sich die Symptome nach dem Extremerlebnis durch die eigenen Selbstheilungskräfte wieder zurück. Das Erlebnis kann dann als Erinnerung in das normale Leben integriert werden. Vielen Menschen aber gelingt dies nicht und obwohl sie das Erlebnis vielleicht sogar vergessen oder verdrängt haben, können mitunter erst Jahre nach dem Geschehen Traumasymptome auftreten, die schließlich als posttraumatische Belastungsstörung diagnostiziert werden.
Die genauen Abläufe im Körper bei der Entstehung eines Traumas sind noch ungeklärt, jedoch unterscheidet man eine „Speicherung" oder ein „Einfrieren" des Traumageschehens im Hormonsystem und im Gehirn: Nach dem sogenannten Stress-Modell zeigen traumatisierte Patienten deutlich veränderte Hormonwerte, was zu den Begleitsymptomen wie Schlaflosigkeit, Konzentrationsschwäche, Übererregung oder Schreckhaftigkeit führt. Nach dem „Gedächtnis-Modell" wird durch die Überschwemmung mit Neurohormonen während der Traumasituation der Hippocampusbereich des Gehirns beeinträchtigt. Das hat eine Störung bei der Einordnung von Sinneseindrücken zur Folge, die nur noch zusammenhanglos wahrgenommen und gespeichert werden. Ein einziger auslösender Faktor kann in der Folge einen Flashback hervorrufen, bei dem die zusammenhanglosen Gedächtnisinhalte aktiviert werden, was durch die Gedächtnisüberflutung zu Panik und Angstattacken führen kann.

„ALTER" BEDEUTET NICHT ZWINGEND „KRANKHEIT"

Eines Tages im Jahr 2010 rief mich Dr. Runge an – ein bekannter Arzt, Direktor der gerontologischen Klinik in Esslingen – und sagte, er wolle mich gern treffen. Wir hatten uns ein paar Monate zuvor auf dem Forum „Probleme des hohen Alters" kennengelernt, wo er einen interessanten Vortrag über seine Reise nach China gehalten hatte. Die Klinik von Dr. Runge beschäftigt sich vorwiegend mit der Rehabilitation von sehr alten Menschen, wobei auf Medikamente möglichst verzichtet wird. Mein Vortrag über die Methode der aktivierenden Hypnose hatte sein Interesse geweckt. Ich hatte seine Klinik anschließend auch besucht und sah dort seine ungewöhnliche Arbeit mit Menschen, die im Anfangsstadium an Demenz erkrankt waren, sowie mit Patienten mit verschiedenen orthopädischen Problemen. Die Menschen in seiner Klinik waren zwischen 70 und 88 Jahre alt.

Was mich am meisten beeindruckte, waren die Augen der Menschen dort, die vor Lebensfreude strahlten. Ich fragte Herrn Dr. Runge scherzhaft: „Und wo sind denn jetzt hier die alten Leute?" Zur Antwort bekam ich das Motto des Arztes zu hören: „Solange ein Mensch ein aktives Leben führt, ist er nicht alt."

Durch mein Interesse an der Rehabilitation und Therapie von alten Menschen lernte ich Frau B. kennen, die vor Kurzem 75 Jahre alt geworden war. Das Unglück hatte sie während eines Urlaubs auf Teneriffa im Sommer vor eineinhalb Jahren ereilt. An einem unglaublich heißen Tag rutschte sie auf dem Balkon aus, schlug mit dem Kopf auf dem harten

Boden auf und lag dann einige Stunden bewusstlos da, bevor man sie fand. Im Krankenhaus wurde dann bei ihr der fast völlige Verlust ihrer Sehfähigkeit festgestellt: Es blieben ihr nur etwa 10 Prozent Sehvermögen auf jedem Auge. Nach der Gehirnerschütterung war eine Degeneration der Netzhaut eingetreten. Einige Monate lang wurde Frau B. in verschiedenen Augenkliniken behandelt, aber die Ärzte machten ihr keine Hoffnung auf eine Verbesserung oder auch nur auf die Erhaltung des ihr verbliebenen Sehvermögens. So entwickelte Frau B. eine furchtbare Angst vor dem völligen Erblinden. Sie konnte nicht mehr schlafen – weder nachts noch tagsüber – und die Kopfschmerzen, unter denen sie litt, ließen ihr auch keine Ruhe mehr. Antidepressiva wollte sie keine einnehmen und brachte damit den Hausarzt in eine schwierige Lage. Es traf sich, dass ich in dieser Zeit das Kind ihres Hausarztes wegen seines leichten Schielens behandelte, und so schickte der Arzt die Patientin zu mir.

Frau B. hatte früher einen großen Schönheitssalon in Stuttgart geführt, sie hatte einen hervorragenden Geschmack und war es gewöhnt, auf ihre Gesundheit, ihr Äußeres und ihre körperliche Fitness zu achten. Vor etwa zwanzig Jahren hatte sie sich von ihrem Mann, einem egozentrischen Psychopathen und Alkoholiker scheiden lassen. Zu damaligen Zeiten als Frau eine solche Entscheidung zu treffen erforderte eine starke Persönlichkeit.

Dass sie bereit war zu kämpfen und über eine wunderbare Visualisierungsfähigkeit verfügte, stimmte mich positiv, was eine Besserung ihrer Gesundheit anbelangte, obwohl uns zu Beginn unserer Arbeit fast nichts gelang. Sie war ein sehr kritischer Mensch und nahm so anfangs nur die Lichtreflextherapie in Verbindung mit Segmentmassage an Hals und Schultern ernst. Aber als Frau B. nach einigen Wochen hypnotherapeutischer Behandlung feststellte, dass sie nachts besser schlief und innerlich ruhiger wurde, gelang ihr das Eintauchen in den leichten Trancezustand zunehmend besser und schneller. Vor der Hypnose tat es ihr gut, in Embryohaltung dazuliegen, und sie genoss die Ruhe, die sich dabei einstellte – ein

Gefühl, das sie schon so lange vermisst hatte, seit der Zeit, als sie noch mit ihrem herrschsüchtigen Mann zusammengelebt hatte. In die Tranceführung ließ ich den Satz einfließen, dass ihr jetziger Freund glücklich wäre, wenn seine geliebte Frau noch offener und anziehender würde, wenn ihre Augen vor Glück leuchteten und wenn sie wieder leichter und ohne Schmerzen leben würde (bei dem Sturz hatte sich Frau B. ein Bein gebrochen und war danach operiert worden).

Natürlich spielte Frau B.s 75-jähriger Freund, mit dem ich während all dieser Monate, in denen sie bei mir in Behandlung war, in Kontakt stand, bei ihren Heilungsfortschritten eine große Rolle. Zum Glück war er ein positiv eingestellter, lebensfroher und zuversichtlicher Mensch voller Energie, der fest an den Erfolg meiner Behandlung glaubte. Dazu kam nebenbei gesagt, dass die beiden einander anziehend fanden und intim miteinander verkehrten, obwohl sie nicht mehr jung waren. Von solcher Liebe können viele Menschen nur träumen.

Am Rande und mit einem kleinen Augenzwinkern will ich erwähnen, dass sich bei meiner Patientin im Laufe der Behandlung sogenannte Nebenwirkungen einstellten: Seit sieben Jahren war sie von ihrem Hausarzt wegen zu hohen Blutdrucks behandelt worden. Nach der Gehirnerschütterung hatte sich ihr Blutdruck weiter erhöht, und zwar obwohl sie blutdrucksenkende Mittel einnahm. Nach etwa einem Monat gemeinsamer Arbeit konnte sie beobachten, wie ihr Blutdruck sank, und sie begann, die gewohnten blutdrucksenkenden Mittel langsam auszuschleichen. Heute ist ihr Blutdruck im Normalbereich für Menschen ihres Alters und auch die Kopfschmerzen sind ganz verschwunden.

Frau B. kann das Gesicht ihres Gesprächspartners wieder erkennen, schreibt selbst unsere Termine auf und bemerkt sogar das Muster oder die Farbe meiner Krawatte. Vorgestern kam sie zum ersten Mal seit ihrem tragischen Unfall vor zwei Jahren mit geschminkten Lippen zu mir, eine positive Veränderung, die auch ihr Augenarzt registrierte.

Frau M., eine schlanke „junge“ Dame von 87 Jahren, die über ständige Schwindel- und Schwächegefühle sowie Schlafstörungen klagte, konnte nach drei Monaten mit Sitzungen mit Hypnose und Segmentmassage im Nackenbereich eine bedeutende Verbesserung ihres Zustandes feststellen. Sie erzählte in unserem Gespräch am Ende der Behandlung, dass ihr behandelnder Arzt oft zu ihr gesagt habe: „Was wollen Sie denn, Sie sind eben alt, deshalb sind Ihre Arterien verkalkt, und das ist der Grund, warum das Blut schlecht zirkuliert.“

Aber aus meinen Beobachtungen von Frau M. und anderen Patienten kann ich nur sagen, dass hohes Alter nicht bedeutet, dass man sich schwach und krank fühlen muss!

Theoretische Exkurse

Durch Segmentmassage Organstörungen heilen

Die „Segmentmassage“ ist eine Form der Bindegewebsmassage, bei der einzelne Körperbereiche oder Segmente mit Oberhaut, Unterhaut sowie Sehnen und Bändern bearbeitet werden, um eine stärkere Durchblutung des Gewebes zu erzielen. Die Besonderheit der Segmentmassage ist, dass die Körperbereiche auch ganz bestimmten Organen bzw. ihren gesamten Funktionskreisen mit Nerven und Energie-Meridianen zugeordnet werden können: Ist ein inneres Organ erkrankt, kann sich das als Überempfindlichkeit in dem jeweiligen Hautareal zeigen. Eine solche Empfindlichkeit wird durch Zusammenschieben und leichtes Anheben der Haut ertastet – über die Haut kann somit eine Belastung des Organ-Funktionskreises diagnostiziert werden. Indem die Haut nun an der entsprechenden Stelle massiert oder anderweitig durch Wärme, Substanzen wie ätherische Öle und Ähnliches stimuliert wird, kann diese Verbindung auch zur Behandlung der Störung genutzt werden. Die verschiedenen Stimulationsmethoden werden als „Reflextherapie“ bezeichnet, wozu auch die Segmentmassage gehört. Die Organbezüge der Bindegewebszonen – weitgehend identisch mit den nach dem englischen Neurologen Sir Henry Head (1861–1940) benannten „Head'schen Zonen“ – kommen durch Nervenverbindungen zustande. Diese entstehen beim Embryo in der Teilungsphase (Segmentierung). Beim Erwachsenen bleibt diese segmentale Zuordnung der Rückenmarksnerven zu entsprechenden Hautgebieten erhalten, jedoch können sich die Nerven angrenzender Hautgebiete überlagern.

Wenn unsere inneren Organe belastende Reaktionen und Schmerzen ans Gehirn melden, werden die Signale über die Rückenmarksnerven gesendet. Allerdings kann unser Gehirn diese den inneren Organen nicht direkt zuordnen, sondern verortet sie stattdessen in dem Hautgebiet, das von dem gleichen Strang der Rückenmarksnerven durchzogen und versorgt wird. Die Folge ist, dass die Haut oder sogar die Muskulatur in diesem Bereich überempfindlich reagiert. So kann sich beispielsweise eine Bauchfellentzündung als Schulterschmerz zeigen.

Neuartige Lichtreflextherapie

Die hier angewandte Lichtreflextherapie wird mit einer außergewöhnlichen medizinischen Neuheit, einem in Deutschland noch weitgehend unbekannten Lichttherapie-Gerät durchgeführt. Dieses kleine transportable Gerät wird wie eine Brille aufgesetzt, aber man sieht nicht hindurch, sondern das Auge selbst wird mit Lichtreflexen bestrahlt. Der russische Erfinder und Arzt Professor Dr. med. Fomin, der in Russland einen Lehrstuhl für Medizin und zugleich für Biophysik innehat, entwickelte diese spezielle „Brille“, die mithilfe von Lichtdioden schwache Lichtsignale auf die Netzhaut sendet. Dadurch werden jeweils bestimmte Sehnerven und darüber die daran gekoppelten Gehirnareale stimuliert. So kann unter anderem das vegetative Nervensystem reguliert werden. Diese neuartige Form der Lichttherapie direkt über die Netzhaut des Auges wird erfolgreich eingesetzt bei Kopfschmerzen, Kurzsichtigkeit, Schielen und sogar bei Grauem Star, Makula- und Glaukom-Erkrankungen.

ERLÄUTERUNGEN ZUM THEMA „HYPNOTISCHE TRANCE“

Hypnotische Trance ist ein vorübergehender Zustand des Gehirns, der vom Hypnotherapeuten herbeigeführt wird. Die normalerweise besonders aktive, sprachbetonte linke Hirnhälfte wird ruhiger, die rechte dagegen aktiver. Linke und rechte Hirnhälfte synchronisieren sich und tauschen wesentlich mehr Informationen aus als im Normalzustand.

Das Besondere an der hypnotischen Trance ist, dass sie lebendige Vorstellungen ermöglicht, die vollwertigen sinnlichen Erfahrungen entsprechen. Ideen und Lösungsmöglichkeiten, die jetzt auftauchen, wirken tiefer und nachhaltiger als einfach nur ausgedachte und logisch konstruierte Ideen. Das Gehirn zeigt in der Trance die gleichen neuronalen Erregungsmuster wie bei tatsächlich Erlebtem und speichert sie als Erfahrung ab. „Die Person macht also in Trance wirkliche und nachhaltig verändernde Erfahrungen“, so wird Hypnotherapeut Wilhelm Gerl in einem Artikel in *Focus online* zitiert.*

Während der Hypnose treten wichtige Reaktionen des vegetativen Nervensystems ein, was man an Folgendem beobachten kann:

- Atem, Herzschlag, Blutdruck und Intensität des Stoffwechsels verändern sich.
- Die glatte Muskulatur des Darmtraktes und der Bronchien, die wir im Gegensatz zur quergestreiften Skelettmuskulatur nicht willentlich kontrollieren können, entspannt sich unwillkürlich.

- Der elektrische Widerstand der Haut wird stabil.
- Der Blutspiegel der Stresshormone Adrenalin und Cortisol sinkt.
- Die Konzentration der roten Blutkörperchen (Erythrozyten) sinkt.
- Die allergischen Reaktionen des Organismus werden schwächer.
- Die Durchblutung der Stirnlappen des Gehirns wird verstärkt.
- Die Anzahl der Leukozyten, die für unser Immunsystem sehr wichtig ist, steigt.

All das wurde in den letzten Jahren wissenschaftlich nachgewiesen (siehe auch unter „Literaturempfehlungen“ (Seite 143) und „Abbildungen und Fotos“ (Seite 155 ff.) am Ende des Buches).

Jede medizinische Hypnose beginnt damit, dass der Patient in Trance versetzt wird, indem der Arzt die Aufmerksamkeit des Patienten ablenkt und schwächt, sodass die kritische Einschätzung der Ereignisse nachlässt. In der Folge macht sich der Patient keine Gedanken mehr darüber, ob das, was mit ihm passiert, möglich ist. Das Bewusstsein hindert das Unbewusste nun nicht mehr, die Möglichkeiten, die der menschliche Organismus in diesem speziellen Zustand hat, zu nutzen.

Unser Körper und unser Bewusstsein sind durch einen Mechanismus für ideomotorische Bewegungen miteinander verbunden. Ideomotorische Bewegungen sind unwillkürliche Bewegungen, die durch Vorstellungen hervorgerufen werden. Mit ihrer Hilfe führt der Körper die Befehle unseres Bewusstseins aus: Er hebt die Arme, bewegt die Finger, geht, spricht, lenkt ein Auto. Von Geburt an „lernen“ wir, diese Befehle auszuführen, zuerst die einfachen, dann die komplizierten, und wenn wir sie erlernt haben, bewegen wir uns automatisch und vergessen dabei, *wie genau* wir das machen. So bilden sich automatische Programme in unserem Gehirn, die wie die Programme eines Computers funktionieren.

Ich mache mit meinem jeweiligen Patienten immer zuerst einen gängigen Test auf Suggestibilität, bevor ich mich für diese Behandlungstechnik entscheide. Dabei lege ich meine Hand in seinen Nacken und suggeriere ihm, dass meine Hand zu einem „Magneten" wird. Danach sage ich, dass ich diesen „Magneten" nun nach hinten ziehe und oft fühlt die Testperson, wie sie von dem „Magneten" nach hinten gezogen wird und beginnt nach hinten zu schwanken.

Wenn wir aufmerksam verfolgen, welche Schritte nötig sind, um diese Bewegung auszuführen, so bemerken wir: Zuerst kommt mein Befehl, dann der Wunsch des Patienten diese Bewegung zu machen, dann kommt „das Bild", also die visuelle Vorstellung von dieser Bewegung, und erst dann wird diese Bewegung ausgeführt. Wenn Sie nicht wollen, dass so ein Experiment bei Ihnen funktioniert, sollten Sie sich einfach fragen: „Wozu zum Teufel brauche ich das?!" Oder Sie erschrecken sich und Ihr Bewusstsein wird diesen unbewussten Akt sofort verhindern.

ANHANG

EIN PAAR ABSCHLIESSENDE WORTE

Nun, meine lieben Leser, möchte ich mein Buch abschließen. Die Vernunft sagt mir, dass alles nur in Maßen gut ist. In diesem Buch ist immer wieder die Rede von Krankheiten und das ist für gesunde Menschen uninteressant. Aber was soll man tun, wir alle können krank werden, Menschen sind keine Automaten und keine Roboter.

Am Ende meines Buches möchte ich Professor Milton Erickson erwähnen, einen Menschen, der zu meinen Vorbildern gehört, der mir geistig sehr nahe steht und der als einer der glänzendsten Psychotherapeuten des 20. Jahrhunderts in die Geschichte eingegangen ist. Seiner Ansicht nach muss der Therapeut die absolute Aufmerksamkeit und das vollkommene Vertrauen seiner Patienten gewinnen, um – für die Patienten nicht bemerkbar – bestimmte Wortformeln in ihrem Unbewussten zu platzieren. Damit das zu seinem Guten funktioniert, sollte sich der Behandelte als „Instrument“ fühlen und dem Psychotherapeuten erlauben, „seine Saiten zu streichen“, auf ihnen zu spielen. Mit der Zeit und mit zunehmender Erfahrung kann er dann selbst lernen, darauf zu spielen.

Mir bleibt am Ende dieses Buches nur zu hoffen, dass Sie verstanden haben, dass der wirkliche Schatz Ihrer kostbaren Gesundheit sehr oft nicht im dunklen „Keller“, sondern tatsächlich im „Dachgeschoss“ Ihres genialen Organismus zu finden ist.

Nachwort

Es ist selten im Leben, dass man einem Menschen begegnet, in dem sich Genialität, Gabe und tiefste Menschlichkeit vereinen – und solch ein Mensch ist Anatoli Matenko, den ich als Menschen und als Behandler habe kennenlernen dürfen. In *Gesundheit beginnt im Kopf* lässt er uns in der Bescheidenheit eines Wissenschaftlers einen Blick auf wesentliche Fragmente seines Könnens erhaschen. Es macht seinen Weg des Erkennens der Zusammenhänge und die Variabilität seiner Fähigkeiten – spezielle Eigenschaften, die nur wenigen Menschen gegeben sind und die diese in die Lage versetzen, Krankheiten zu heilen oder zumindest zu lindern – sichtbar.

„Du hast Programme im Kopf", sagte Anatoli Matenko eines Tages zu mir. „Gute oder weniger gute Programme ... manche machen krank, andere gesund." Und so ist es: Bei vielen Erkrankungen kennen wir heute den Einfluss des Kopfes darauf, wie eine Erkrankung verläuft und ob sie sich wieder auflöst – und das geht weit über den Placebo-Effekt hinaus. Dr. Matenko hat diese Tatsache schon sehr früh erkannt und mit seinen besonderen Fähigkeiten in den Bereichen „Suggestion", „Hypnose" und „bioenergetische Behandlung" gekoppelt.

Für uns alle endet Forschung nie ... und so ist es auch bei Anatoli Matenko. Meines Erachtens liegen seine Erkenntnisse weit über dem, was wir über die Psyche und über Krankheiten wissen. Er bringt uns allen mit seinen Therapien eine massive Erweiterung der Behandlungsmöglichkeiten, bei nahezu allen Erkrankungen. Sein Buch ist ein faszinierendes Werk, das uns ungeahnte Mittel und Wege offenbart – wovon ich mich selbst überzeugen konnte.

Günter H. Geelhaar, Facharzt für Chirurgie, Phlebologie (Venenerkrankungen)
Bad Liebenzell, im Herbst 2012

LITERATUREMPFEHLUNGEN

Batschkus, Mark M.: *Hypnose in der Therapie von malignen Erkrankungen.* VWB – Verlag für Wissenschaft und Bildung, Berlin 1994

Bernhard, Paul: *Hypnose. Kommunikation mit dem Unbewussten.* Bechtermünz Verlag, Augsburg 1996

Bongartz, Walter: *Der Einfluss von Hypnose und Stress auf das Blutbild. Psychohämatologische Studien.* Peter Lang GmbH, Internationaler Verlag der Wissenschaften, Pieterlen/Schweiz 1996

Dilts, Robert B.: *Die Veränderung von Glaubenssystemen. NLP-Glaubensarbeit.* Junfermann-Verlag, Paderborn 2006

Dilts, Robert B.: *Identität, Glaubenssysteme und Gesundheit. Höhere Ebenen der NLP-Veränderungsarbeit.* Junfermann-Verlag, Paderborn 2006

Erickson, Milton H.: *Die Lehrgeschichten von Milton H. Erickson.* Iskopress, Salzhausen 2006

Erickson, Milton H.: *Gesammelte Schriften von Milton H. Erickson: Gesammelte Schriften, 6 Bde., Bd.5, Innovative Hypnotherapie.* Carl-Auer-Systeme-Verlag 1998

Erickson, Milton H.; Rossi, Ernest L.: *Hypnotherapie. Aufbau, Beispiele, Forschungen (Leben Lernen 49).* Klett-Cotta-Verlag, Stuttgart 2007

Erickson, Milton H.; Rossi, Ernest L.; Rossi, Sheila L.; *Hypnose: Induktion. Psychotherapeutische Anwendung. Beispiele.* Klett-Cotta-Verlag, Stuttgart 2009

Grinder, John; Bandler, Richard: *Patterns: Muster der hypnotischen Techniken Milton H. Ericksons.* Junfermann Verlag, Paderborn 2005

Grinder, John; Bandler, Richard: *Therapie in Trance. NLP und die Struktur hypnotischer Kommunikation (Konzepte der Humanwissenschaften).* Klett-Cotta-Verlag, Stuttgart 2007

Kölsch, Hans Christoph: *NLP – kurz & praktisch.* Verlag Hermann Bauer, Freiburg 1997

Ornish, Dean: *Revolution in der Herztherapie. Der Weg zur vollkommenen Gesundheit.* Lüchow Verlag, Schrobenhausen 2006

Revenstorf, Dirk; Peter, Burkhard: *Hypnose in Psychotherapie, Psychosomatik und Medizin.* Springer-Verlag, Berlin/Heidelberg 2001

Schulz, Johannes H.; Iversen, Gerd: *Hypnose-Technik. Praktische Anleitung zum Hypnotisieren für Ärzte.* Gustav-Fischer-Verlag, Stuttgart, Jena 1994

Strian, Friedrich: *Schmerz. Ursachen, Symptome, Therapien.* C. H. Beck Wissen Verlag, München 1996

Zwei Artikel aus den Zeitschriften *Newsage* und *Esotera*

Mit „Bergluft“ und „Barozyklon“

Russische Hightech-Geräte der Biomedizin und eine spezielle Suggestionstherapie setzt der Arzt Anatoli Matenko in seiner Heilpraktiker-Praxis in Ludwigsburg ein – mit verblüffenden Heilerfolgen.

Die auf den ersten Blick unscheinbare Praxis birgt etwas, was außerhalb von Russland so wahrscheinlich kein zweites Mal zu finden ist: eine Zusammenstellung russischer Hightech-Geräte der Biomedizin, die sonst nur der politischen und militärischen Prominenz und betuchten Privatpatienten Russlands vorbehalten sind. Nur durch langjährige persönliche Kontakte unter anderem zum „Wissenschaftlichen Bundes-Klinikforschungszentrum des Gesundheitsministeriums der Russischen Föderation“ und zu dem bekannten Erfinder und Arzt Professor Dr. med. Fomin, der in Russland ungewöhnlicherweise einen Lehrstuhl für Medizin und für Biophysik zugleich innehat, gelang es Matenko, die Therapiegeräte nach Deutschland zu bringen. Kurios dabei ist: was in Russland als höchster Stand der Schulmedizin gilt und dessen Wirkung mit großen klinischen Studium belegt ist, wird bei uns nur als „Alternativmedizin“ angesehen. So praktiziert der in Estland geborene Matenko auch trotz seiner umfangreichen medizinischen Ausbildung in Russland und Estland als praktischer Arzt, Facharzt für Lungenerkrankungen, Psychiater und Suchttherapeut seit seiner Übersiedlung nach Deutschland 1992 als Heilpraktiker.

Von A wie „Anotron"…

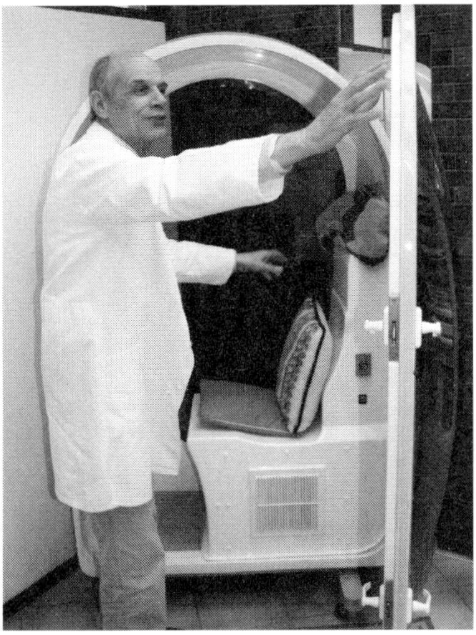

Wenn man die Behandlungsräume betritt, fällt sofort eine Art gläserne Saunakabine auf: das „Barozyklon". Das erste der neuartigen, von Professor Fomin entwickelten Therapiegeräte. In seinem Inneren kommt der Patient aber nicht ins Schwitzen, sondern er wird einer sanften, pulsierenden Druckluftveränderung ausgesetzt. „Dadurch werden die Blutgefäße trainiert, ‚entkalkt' und so wieder elastischer", erklärt Matenko. Laut der medizinisch bestätigten Anwendungsbereiche des „Barozyklon" wird zudem generell die Hirnleistung verbessert, der Blutdruck wird normalisiert und alle Organe sollen trainiert und verjüngt werden. Ich probiere das Gerät natürlich einmal aus: Mit einem Schmatzen beginnen die Pumpen die Innenluft der kleinen Kabine in kurzem Wechsel in einen Über- und

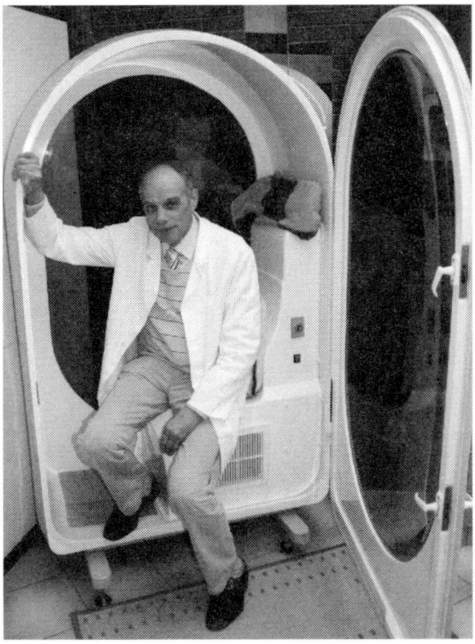

Unterdruck zu verwandeln. Davon spüre ich aber kaum etwas, es ist keineswegs anstrengend – lediglich im Ohr merke ich den Druckunterschied ein wenig, so als wenn man einen Berg hinauf- oder hinabfährt. „Gerade nach einem Gehirnschlag oder Herzinfarkt sind innerhalb von etwa vier bis sechs Wochen ganz erstaunliche Erfolge möglich", versichert Matenko.

Den alphabetischen Beginn der von Professor Fomin für seinen avantgardistischen „Biophysikalischen Heilungskomplex" entwickelten Apparate macht das „Anotron". An einem einfachen Stativ hängt eine Scheibe,

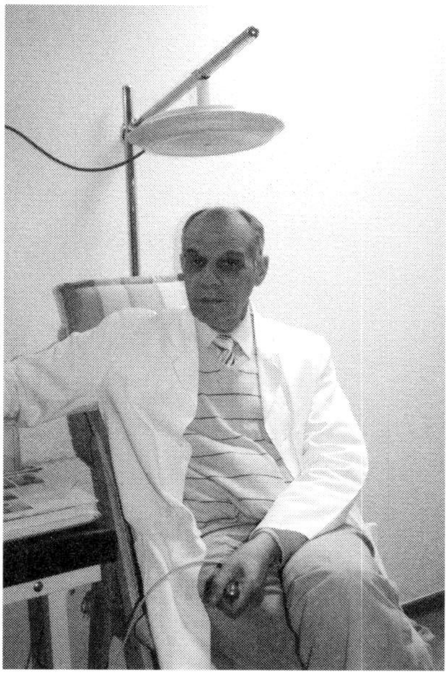

durch die der gesamte Körper von einem speziellen elektrischen Spannungsfeld durchströmt wird. Dadurch wird die Säurebalance im Gewebe wieder normalisiert, die Organe werden entgiftet und Entzündungen geheilt. „Das ‚Anotron' hat eine stark antioxidative, geschwulsthemmende Wirkung und der Körper wird widerstandsfähiger gegen schädliche Umweltfaktoren wie chemische Gifte und Belastungen durch Radioaktivität, Mikrowellen und Funktelefone", zitiert Matenko aus der medizinischen Zulassung und berichtet weiter: „Vor allem setze ich es zur Behandlung aller Arten von Schmerzen, bei Neuralgien, Depressionen, Schwermetallvergiftungen und generell zur Entgiftung und Entschlackung ein."

Eine ganze Reihe weiterer Geräte folgen noch im möglichen Behandlungsreigen, die meist von Professor Fomin selbst entwickelt worden sind oder die Matenko zusätzlich in sein Therapiekonzept einbezogen hat – alles nach „schulmedizinischem Standard", wie der Heilpraktiker betont, freilich nach russischem und nicht nach deutschem, der in solchen biophysikalischen Methoden weit hinterherhinkt. Da ist zum Beispiel der sogenannte Molekular-Zellgeweberegulator, bei dem man über Hautkontakte mit 3000 Volt pro Mikrosekunde durchströmt wird. Was nur als leichtes Kribbeln spürbar ist, soll im Inneren des Gewebes sämtliche Gewebsfunktionen normalisieren und die Zellen regenerieren. Gelenkentzündungen (Arthritis), Nervenschmerzen und verschiedene Organ- und Gewebe-Entzündungen gehen dadurch zurück. Wulstnarben und Knochenauswüchse verschwinden, Krämpfe lösen sich und Nieren- und Gallensteine werden aufgelöst. Darm- und Drüsentätigkeit werden ebenfalls wieder reguliert.

Bei Allergien, zur Stärkung des Immunsystems und zu besseren Wundheilung setzt Matenko das „Etrans" ein. Auch bei Migräne, Schmerzen und Arthrose sind Verbesserungen mithilfe dieser transkranialen (also durch die Schädelknochen auf das Gehirn wirkenden) Elektrostimulation möglich.

Eine brandneue spezielle Brille mit Lichtdioden, die schwache Lichtsignale auf die Netzhaut sendet, kann durch diese Stimulierung der Sehnerven und Gehirnareale das vegetative Nervensystem regulieren, Kopfschmerzen beseitigen, Kurzsichtigkeit und Schielen lindern und sogar bei Grauem Star, Makula- und Glaukom-Erkrankungen helfen.

Ebenfalls der Stärkung der Abwehrkräfte dient die ganz untechnische „Methode Bergluft". Hier atmet der Patient ein Luftgemisch ein, wie es dünner Bergluft in etwa 5800 Metern Höhe nachempfunden ist. Russische Wissenschaftler haben nämlich entdeckt, dass Kinder im Mutterleib phasenweise nur mit solcher „Höhenluft" versorgt werden, wodurch das Immunsystem gestärkt wird – auch bei Erwachsenen funktioniert dieser Mechanismus noch.

Neben weiteren biophysikalischen Geräten gibt es auch neuartige Auswertungen des eigentlich altbekannten Blutbildes. Dabei werden die Lymphozyten und spezielle weiße Blutkörperchen, sogenannte segmentkernige Neutrophile, bestimmt und die Ergebnisse in eine Software eingegeben. Diese ermittelt das individuell passende pflanzliche Mittel wie zum Beispiel sibirische Taiga-Wurzel oder Ginseng und errechnet gemäß der „Aktivierungstherapie nach Professor Garkawi" die täglich individuell richtige Tropfenanzahl. Der Arzt fand nämlich heraus, dass die Pflanzensubstanzen deutlich besser wirken, wenn man nicht jeden Tag die gleiche Menge einnimmt, sondern dabei einem bestimmten Algorithmus folgt.

Verblüffende Heilerfolge

Bei jedem Patienten setzt Matenko mehrere dieser innovativen, biophysikalischen Methoden ein. „Für etwa 60 bis 70 Prozent der Patienten, denen von der deutschen Schulmedizin nicht mehr geholfen werden kann, ist so noch Hilfe möglich", versichert der Therapeut. „All diese Apparate aber sind nichts, wenn nicht auch das Bewusstsein und die Psyche mitbehandelt werden. Das Schema der Erkrankung muss in unserem ‚Biocomputer', im Gehirn, gelöscht werden", betont Matenko eindringlich. Genau dazu setzt er eine spezielle, von ihm weiterentwickelte Art der Suggestivtherapie ein. „Jede Krankheit hinterlässt Spuren im Gehirn. Diese Spur müssen wir finden und auf sie einwirken." Die Behandlungserfolge geben ihm offenbar recht:

Die 75-jährige Christa Biedermann erkrankte auf beiden Augen an einer feuchten Makula-Degeneration, wodurch die Sehkraft sehr stark eingeschränkt war – auf dem rechten Auge bestand sogar nur noch 10 Prozent Sehfähigkeit. Behandlungen an der Augenklinik unter anderem mit Spritzen konnten den Blutfleck im Auge und das Fortschreiten der Erkrankung bestenfalls stoppen. Nach nur vierwöchiger Behandlung bei Matenko hat sich zunächst ihr allgemeiner Gesundheitszustand ganz erheblich verbessert. „Ich kann besser durchschlafen, meine Angstzustände, an denen ich seit zwanzig Jahren litt, sind weitgehend verschwunden und auch der Tinnitus, der mich seit über fünf Jahren belastet, ist deutlich geringer“, berichtet mir Christa Biedermann. „Mein Blutdruck ist stabiler und ich brauche nur noch die Hälfte der Medikamente dafür. Ich bin insgesamt viel ruhiger und kann mich besser konzentrieren. Nach weiteren zwei Wochen Behandlung bei Matenko war der Blutfleck im Auge zur Überraschung des behandelnden Augenarztes verschwunden. Das Sehvermögen hat sich schon etwas verbessert. Ich erkenne wieder Gesichter und kann mich in meiner Küche zurechtfinden“, freut sie sich. Die Behandlung wird fortgesetzt und soll noch weitere Verbesserungen bringen.

Frieda Weber, 66 Jahre, litt seit rund vierzig Jahren an Gelenk- und Muskelschmerzen, was später als *Fibromyalgie* diagnostiziert wurde. Seit 1992 nahm sie täglich sieben bis acht Schmerztabletten, wenige Jahre später waren es schon zwölf täglich und zusätzlich noch alle acht Stunde ein extrem starkes Schmerzmittel. Seit 1997 war sie tablettenabhängig, litt als Nebenwirkungen an Juckreiz, Schlafstörungen, Atemnot, Schweißausbrüchen, Magen-, Darm- und Konzentrationsstörungen. „Dank des Behandlungsprogramms bei Herrn Matenko sind meine Schmerzen heute zu 80 Prozent verschwunden“, erzählt sie. „Meine Tablettensucht ist bekämpft, ich habe keine Schweißausbrüche mehr und kaum noch Juckreiz und Atemnot. Auch der Stuhlgang hat sich normalisiert. Ich kann wieder ein normales Leben führen, was ich nicht mehr für möglich gehalten hatte.“

„Sie müssen mit Ihren Kopfschmerzen leben und dürfen keinen Leistungssport mehr machen“, so lautete das ärztliche Resümee, mit dem Christian Bette entlassen wurde. Pfeiffersches Drüsenfieber und drei Stürze auf den Hinterkopf wurden als Ursache für seine starken Dauerkopfschmerzen diagnostiziert, mit denen er sich fast ein Jahr lang quälte. „Nach wenigen Wochen Behandlung durch Herrn Matenko waren meine Schmerzen verschwunden und ich kann heute wieder Sport treiben", berichtet Christian Bette dankbar.

Nur sieben Behandlungen mit dem Barozyklon und anderen Methoden halfen der 75-jährigen Martha Kulbarts, ihre Schwindelanfälle loszuwerden und den hohen Blutdruck zu senken. „Ich habe wieder neuen Lebensmut gefasst", so die Rentnerin.

Auf viele verblüffende Heilerfolge und dankbare Patienten kann Anatoli Matenko dank seiner ungewöhnlichen Therapiegeräte verweisen und doch betont er: „Das Wichtigste von allem aber ist der Geist, auch dieses ‚Programm von Krankheit' in unserem Bewusstsein müssen wir positiv beeinflussen und nicht nur den biophysikalischen Körper." Die richtige Kombination von beiden ist seiner Meinung nach sein „Heil-Geheimnis".

Artikel erschienen in *newsage*, Heft 6/2010, Seite 48–50; Text: Ulrich Arndt

Heilsame Höhenluft

Drei US-Mediziner erhielten im Vorjahr den Medizin-Nobelpreis für die Erforschung der Wirkung von Stickoxiden. Jetzt gibt es in Deutschland eine auf 30-jähriger russischer Forschung basierende Therapie, die Heileinflüsse des Gases bereits praktisch nutzt: die „Methode Bergluft".

„Methode Bergluft" heißt eine ausgesprochen erfolgreiche Inhalationstherapie aus Russland, die im Westen noch weitgehend unbekannt ist. Sie hilft nachweislich bei zahlreichen Erkrankungen wie Asthma, Bron-

Die neuartige „Bergluft"-Therapie

Nach Untersuchungen von Professor Alexej Tschishow erhöht das Inhalieren von „Bergluft" – einer Mischung aus 10 Prozent Sauerstoff und 90 Prozent Stickstoff – allgemein die Widerstandskraft des Organismus. Es hat einen positiven Einfluss bei chronischer Bronchitis und Asthma, bei Herz-Kreislauf-Erkrankungen wie zu hohem und zu niedrigem Blutdruck, Herzrhythmusstörungen, chronischen Entzündungen, hormonell bedingter Unfruchtbarkeit, Diabetes, Allergien, verschiedenen Stoffwechsel- und Schlafstörungen sowie einer Reihe von psychischen Problemen. Zudem verbessert die „Bergluft" die bioelektrische Aktivität im Gehirn und damit zum Beispiel die Gedächtnisleistung. Außerdem stärkt sie gezielt das gesunde Gewebe gegenüber der negativen Wirkung radioaktiver Strahlung, weshalb sich diese Inhalationsform auch in der Krebstherapie – zur Vorbereitung auf Bestrahlungen – bewährt hat. Über 150 000 Patienten sollen mittlerweile damit behandelt worden sein.

Diese Therapie wird heute neben Russland auch in Japan, Australien, Tschechien, Malaysia und in der Schweiz vereinzelt eingesetzt. Ein Behandlungszyklus dauert zwischen 15 und 25 jeweils maximal einstündigen Sitzungen. Dabei werden „Bergluft" und normale Luft im Wechsel mehrere Minuten lang eingeatmet, wobei die Inhalationsdauer langsam immer weiter erhöht wird.

chitis, Allergien sowie bei Störungen des Herz-Kreislauf-Systems und des Stoffwechsels. Zudem wird sie erfolgreich in der Krebstherapie eingesetzt, stärkt ganz allgemein die Abwehrkräfte und hilft bei psychischen Problemen wie Depressionen (siehe Kasten „Russische Atemgymnastik"). Dies ergaben Forschungen von Professor Alexej Tschishow an der Moskauer Universitätsklinik. Das Verblüffende an dieser Form der Inhalation: Der Patient erhält nicht „mehr", sondern „weniger" vom Lebenselixier Sauerstoff. Er atmet nämlich ein Luftgemisch ein, das der „dünnen" Bergluft in etwa 5800 Metern Höhe nachempfunden ist und aus 10 Prozent Sauerstoff und 90 Prozent Stickoxid besteht. Im Flachland hingegen enthält die Luft mindestens doppelt so viel Sauerstoff, etwa 20 bis 23 Prozent. Die „Mangelbehandlung" steht in totalem Widerspruch zur bisher üblichen Vorgehensweise in der über 200-jährigen Geschichte der Sauerstofftherapie. Doch die mit „Bergluft" erzielten Heilerfolge sprechen für diese Methode.

Aber auch neueste wissenschaftliche Erkenntnisse: Drei US-Mediziner erhielten den Medizin-Nobelpreis 1998 für ihre Forschungen über das bisher nur als schädliches Abgas betrachtete Stickoxid. Bereits Mitte der 1980er Jahre hatten sie herausgefunden, dass dieses Gas als wichtiger Signalstoff im menschlichen Körper die glatten Muskelzellen der Blutgefäße und damit die Durchblutung beeinflusst. So kann es beispielsweise die Blutgefäße der Lunge erweitern und damit das Atmen erleichtern. Zurzeit forschen daher weltweit Mediziner an Medikamenten, die kontrolliert Stickoxide im Körper freisetzen sollen.

In Russland existiert mit der „Methode Bergluft" bereits seit Langem eine Therapieform, die eben diese positiven Einflüsse des bislang weit unterschätzten Gases nutzt – und das ganz ohne jene Nebenwirkungen, die durch Medikamente häufig entstehen.

Schon in den 1970er Jahren hatte Professor Alexej Tschishow an der medizinischen Universität in Moskau die Wirkung von Luft mit hohem

Stickoxidgehalt erforscht und deren vielfältige positive Einflüsse auf die Gesundheit in Studien belegt. Wie Tschishow in einem Bericht über seine Arbeiten ausführt, hatten russische Wissenschaftler zuvor entdeckt, dass Kinder im Mutterleib nicht kontinuierlich mit derselben Menge Sauerstoff versorgt werden. In den „Mangelphasen" stehe ihnen nur eine Art „Höhenluft" mit etwa 10 Prozent Sauerstoff zur Verfügung. Auf diese Weise würden sie auf den Sauerstoffmangel während der Geburt vorbereitet und vor allem ihre Widerstandskräfte gestärkt. Das Immunsystem Neugeborener sei dadurch normalerweise 8- bis 10-mal kräftiger als das von Erwachsenen. Professor Tschishow stellte nun fest, dass sich die Abwehrkräfte aktivieren lassen, wenn der Organismus – nun auf künstlichem Wege – wieder einer solchen stickoxidreichen Luft ausgesetzt wird.

Jetzt wird die „Methode Bergluft" erstmals auch in Deutschland angeboten – in einer kleinen Praxis in dem Örtchen Weil im Schönbuch bei Stuttgart. Dort hat sich der 55-jährige russische Arzt Anatoli Matenko vor über einem Jahr als Heilpraktiker niedergelassen. Zuvor hatte er vergeblich versucht, zumindest für ein Jahr eine Stelle als Assistenzarzt in einem deutschen Krankenhaus zu finden – die Voraussetzung, um in unserem Land eine Zulassung als Arzt zu erhalten. „So habe ich wenigstens die Heilpraktiker-Prüfung abgelegt, um praktizieren und den Menschen helfen zu können", sagt Matenko. Zum Beispiel verdankt die 52-jährige Dorothea Peising der „Methode Bergluft" und einer begleitenden Akupunkturbehandlung, dass sie nach über zehn Jahren endlich frei von häufig auftretenden Angstzuständen, Herzrasen und Hitzewallungen ist. Bis dahin hatte ihr kein Arzt helfen können. Marie Vogel, fünfzig Jahre alt, erlebte durch die „Höhenluft" – in Kombination mit Hypnose und Akupunktur – eine deutliche Besserung ihrer multiplen Sklerose. Sie kann besser laufen und besser schlafen. Kein Arzt und keine Massage hatten ihr bis dahin Linderung gebracht.

In seiner Heimat Tallin/Estland war der russische Arzt, Psychoneurologe und Psychotherapeut keineswegs ein Unbekannter: Vielfach berichteten estnische und russische Zeitungen über seine außergewöhnlichen Erfolge mithilfe einer von ihm weiterentwickelten Form der Suggestionstherapie. Außerdem hatte er 1980 die sowjetische Olympiamannschaft der Eisläufer als Psychotherapeut und Akupunkturarzt betreut.

Matenko setzt auch noch andere Behandlungsmethoden ein, die kaum weniger erfolgreich als die „Methode Bergluft“ und ebenfalls sehr „einfach“ sind – unter anderem eine von der russischen Spezialistin Professor Strelnikowa entwickelte Atemgymnastik für Menschen, die an Asthma und chronischer Bronchitis leiden (siehe Kasten „Russische Atemgymnastik“), und vor allem seine spezielle Form der Hypnosebehandlung. Erst durch die individuell abgestimmte Kombination dieser und weiterer Behandlungsmethoden würden die zum Teil erstaunlichen Heilerfolge möglich: Etwa bei der 68-jährigen Apollonia Aufricht aus Weil, die seit über zwanzig Jahren an Weichteilrheuma, schwerer Bindegewebserkrankung der inneren Organe, Dauerschmerzen und chronischer Nierenbeckenentzündung leidet. In den letzten zwölf Jahren musste sie ständig Höchstdosen an Cortison und Antibiotika einnehmen und mit der Prognose der Ärzte leben, dass sie bald im Rollstuhl sitzen würde. Als sie zu Anatoli Matenko kam, hatte sie seit eineinhalb Jahren nicht mehr im Liegen schlafen können. Sie konnte keine einzige Treppenstufe mehr bewältigen, sich nicht mehr hinknien und war insgesamt völlig entkräftet. „Schon nach der ersten Suggestionsbehandlung konnte ich endlich wieder normal schlafen“, freut sie sich und gesteht, dass sie anfangs durchaus skeptisch gegenüber der Hypnosetherapie war, die von Matenko durch Akupunktur verstärkt wird: „Als ich aber in dem halbschlafähnlichen Zustand spürte, wie mein Körper genau dort heiß wurde, wo es Herr Matenko suggerierte, wurde mir klar, dass das kein Hokuspokus war.“ Nach zehn Behandlungen fühlt sie sich heute wieder vital, kann zumindest bereits ohne Pause sieben bis acht Treppenstufen steigen, sich hinknien und hat vor allem keinerlei Schmerzen mehr. Für sie ist „ein kleines Wunder wahr geworden".

Kaum weniger spektakulär ist die völlige Genesung des zwölfjährigen asthmakranken Sandro. Ohne Asthmaspray hatte der Junge nichts mehr

Russische Atemgymnastik

Diese Atemgymnastik kann nach Forschungen in Russland bei Asthma, Bronchitis und Schwächezuständen helfen. Die Übungen bestehen aus einer Abfolge schneller Armbewegungen, verbunden mit heftigem Ein- und Ausatmen, und werden zum Teil je nach individueller Problemlage variiert. Die Standardübung wird im Stehen durchgeführt:

1. Die Arme sind leicht angewinkelt, Ellenbogen und Hände in Brusthöhe. Die Füße stehen parallel zueinander. Beim intensiven Einatmen werden die Hände zur Seite bewegt und die Knie durchgestreckt. Beim kräftigen Ausatmen führt man die Hände wieder vor der Brust zusammen und geht leicht in die Knie. Das Ganze wird in schneller Folge etwa sechzigmal wiederholt.
2. Danach werden die Arme mit dem Ausatmen nicht vor der Brust, sondern abwechselnd über dem Kopf und vor dem Bauch zusammengeführt – ebenfalls sechzigmal.
3. Dieser Übungsteil entspricht dem ersten, nur wird jetzt für jeweils dreißig Wiederholungen erst das linke, danach das rechte Bein nach vorn gestellt.
4. Danach werden die Arme bei leicht gebeugtem Rücken in schnellem Wechsel zum Boden hin gestreckt und angezogen, als würde man eine Standluftpumpe bedienen. Beim Strecken der Arme wird ausgeatmet und beim Anziehen eingeatmet. Auch das sechzigmal.
5. Zuletzt wiederholt man die erste Übungsfolge mit etwa sechzigmaligem Ein- und Ausatmen.

Die Gesamtübungsdauer – entsprechend zirka 300 schnellen Atemzügen – beträgt fünf bis sechs Minuten.

unternehmen können, selbst zu leichtem Sport war er nicht mehr in der Lage. Nach mehrmaliger Behandlung mit „Bergluft“, Suggestionstherapie, begleitender Akupunkturbehandlung und täglichem Training mithilfe der speziellen Strelnikowa-Atemgymnastik braucht Sandro heute kein Spray mehr. Er kann Sport treiben und hat kürzlich eine heftige Erkältung ganz normal – ohne jede Atemnot, wie sie ihn früher unweigerlich befallen hätte – überstanden.

Das tiefere Geheimnis derartiger Heilerfolge sei aber weder die „Methode Bergluft“ oder seine spezielle Hypnoseform noch irgendeine andere „Wundertherapie“ allein, betont Anatoli Matenko. „Wirkliche Heilung geschieht nicht durch das Beseitigen körperlicher Symptome. Es ist die Psyche, die Seele des Menschen, die geheilt werden muss.“ Ursache der meisten Erkrankungen in der heutigen modernen Welt seien vor allem die hohen psychischen Belastungen durch die Beschleunigung des Lebensrhythmus und die insgesamt ungesunde, disharmonische Lebensweise. „Nicht der Körper ruft nach Heilung oder das Immunsystem nach Unterstützung – es ist in Wahrheit die Seele, die nach Hilfe ruft“, glaubt Matenko. Ihre Heilung aber sei ein höchst komplexer Prozess, der in der zwischenmenschlichen Interaktion zwischen Behandler und Patient stattfinde. Die Behandlungsmethoden, die er dabei einsetze, seien hierbei nur das „Transportmittel“, um Körper, Geist und Seele des Kranken wieder an seine Gesundung glauben zu lassen.

Artikel erschienen in *esotera* 4/1999, Seite 58–60, Text: Ulrich Arndt

Abbildungen und Fotos

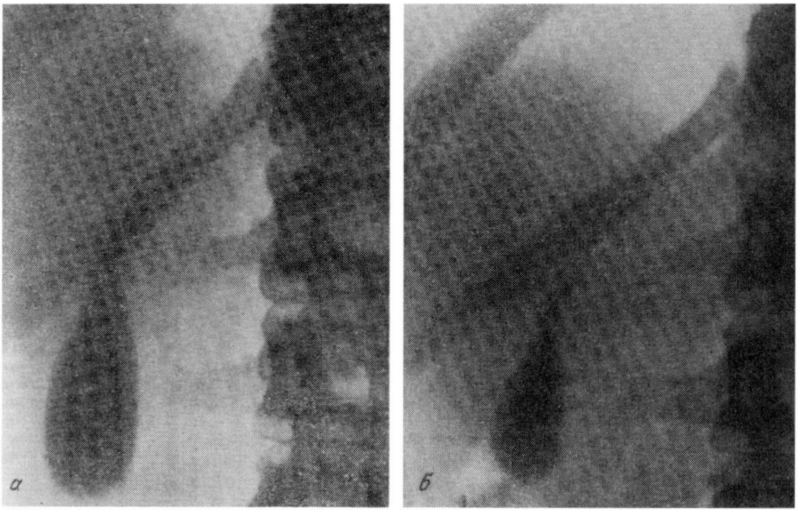

Einer 35-jährigen Patientin mit chronischer Gallenblasenentzündung ohne Steine wurde mit ihrem Einverständnis nur zur Versuchszwecken suggeriert, dass sie ein gutes, fettes Essen zu sich genommen habe. Auf dem Röntgenbild links sieht man die Gallenblase entspannt vor der Suggestion, auf dem rechten Bild die verkrampfte, jetzt viel kleiner wirkende Gallenblase nach der Suggestion. Eine ähnliche Reaktion wird hervorgerufen, wenn starke negative Emotionen suggeriert werden. Diese Wirkung kann Suggestion allerdings nur bei Menschen haben, die schon Gallenblasenprobleme hatten, da nur bei ihnen entsprechende krankhafte Muster gespeichert sind. Dieses Beispiel führe ich an, da natürlich *umgekehrt genauso Hilfe im Falle einer Gallenkolik möglich ist*, indem wir die Verkrampfung der Muskulatur durch Suggestion lösen.

Bronchogramm einer Patientin mit starken Anfällen von Atemnot. In entspanntem Zustand (Bild rechts) wurde ihr mit ihrem Einverständnis zu Versuchszwecken Atemnot suggeriert. Auf dem Bild links sieht man die Verkrampfung der Bronchien nach der Suggestion. Natürlich wurde die Verkrampfung ebenfalls durch Suggestion wieder gelöst. Diese Wirkung kann Suggestion nur bei Menschen haben, die schon Anfälle von Atemnot hatten, da nur bei ihnen entsprechende krankhafte Muster gespeichert sind. Das Experiment zeigt, dass Suggestion auf die Muskulatur der Bronchien wirkt, was bei der Behandlung von manchen Fällen von Asthma Bronchiale nützlich ist.

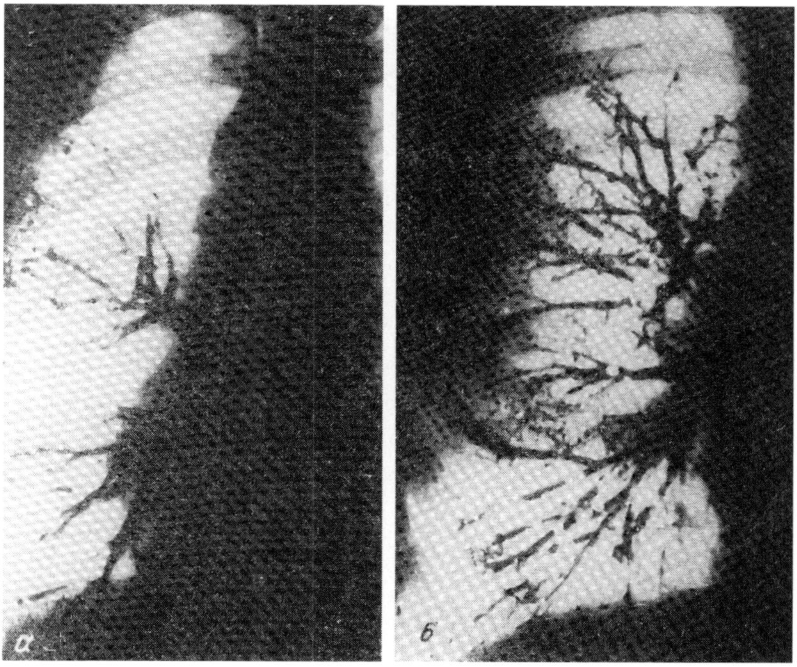

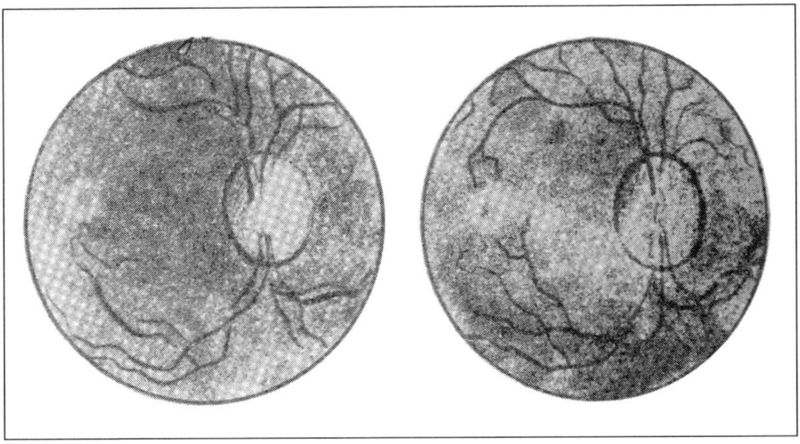

Andere in der ehemaligen Sowjetunion durchgeführte Experimente haben gezeigt, dass sich durch Suggestion auch die Kapillaren der Haut verengen oder erweitern lassen, dass Herzschmerzen gelindert werden können und dass sich die Kapillaren des Augenhintergrunds im Laufe von dreißig Hypnosebehandlungen erweitern lassen. Auf dem Bild links ist der Augenhintergrund einer Patientin mit chronischem Bluthochdruck vor Behandlung und rechts nach dreißig Hypnosebehandlungen zu sehen. Auf letzterem sind sowohl die Erweiterung der Kapillaren als auch die Kapillaren gut zu sehen, die früher wegen einer starken Verkrampfung nicht erkennbar waren. Das zeigt, dass sich der Blutdruck der Patientin im Laufe der Behandlungen im gesamten Organismus normalisierte.

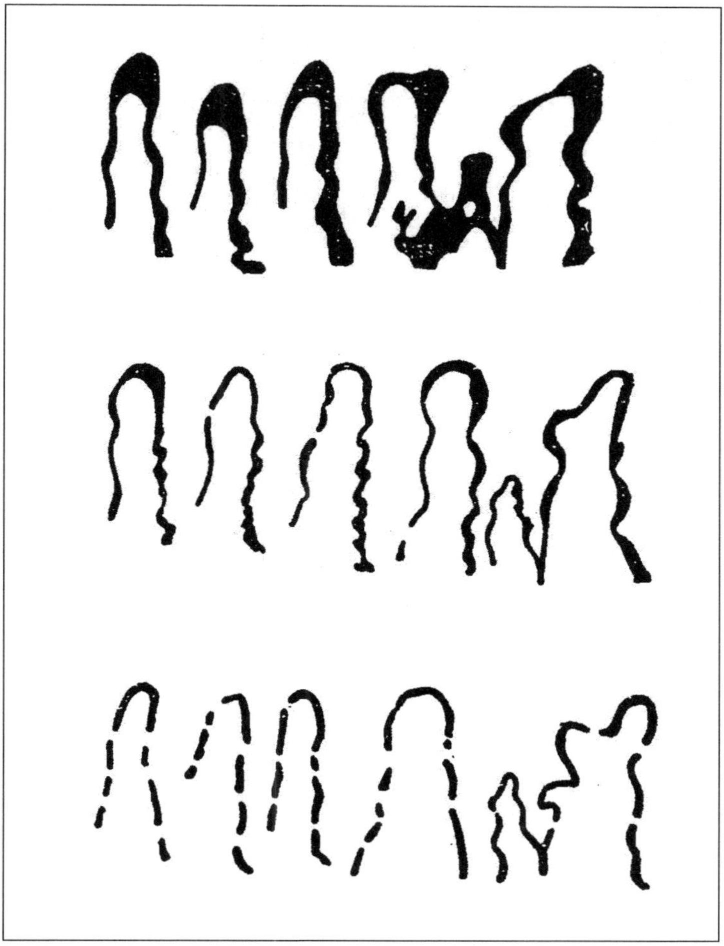

Kapillaroskopie der Haut: oben – vor der Hypnose; in der Mitte – während der Hypnose; unten – während des Suggerierens von negativen Emotionen. Hier wird sichtbar, dass psychische Erlebnisse auf das Nerven- und das Kapillarsystem und dadurch auf das Organ Haut ähnlich wirken wie bestimmte Arzneimittel. Dies erklärt die guten Ergebnisse der Hypnose, was die Heilung von bestimmten Hautkrankheiten anbelangt.

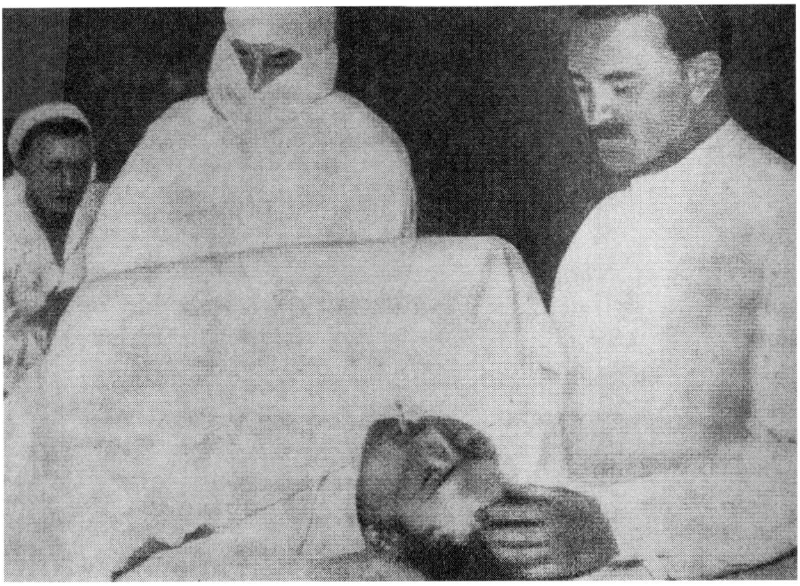

Operation eines herzkranken Patienten bei ausschließlich hypnotischer Anästhesierung. Der Patient spricht und raucht während der Operation eine Zigarette. Dieser Fall bestätigt die Behauptung, dass keinesfalls immer eine Tiefenhypnose erforderlich ist, um die gewünschte Wirkung zu erzielen. Operateur ist Professor Kunyani, der Hypnotiseur Dr. Völgyesi, Budapest.

Über den Autor

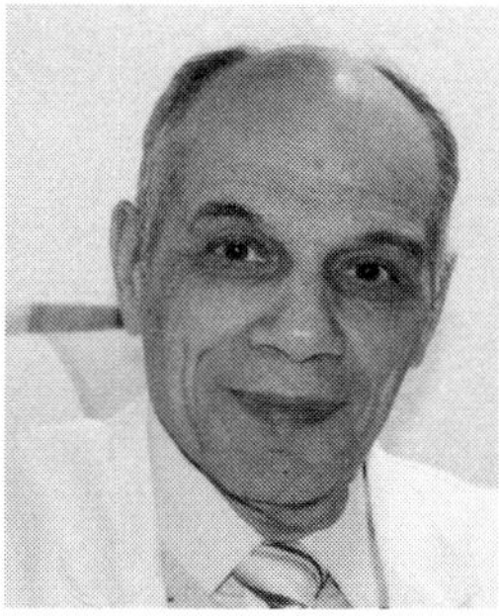

Anatoli Matenko wurde 1943 in Russland in eine Arztfamilie hineingeboren. Nach dem Studium an der Fachhochschule für Medizin in Jekaterinburg – damals Swerdlowsk – arbeitete er in der Inneren Medizin. Schon als junger Arzt bemerkte er, dass ein therapeutischer Erfolg schneller zu erwarten ist, wenn auch die Psyche des Patienten für die Zusammenarbeit aktiviert ist. Er absolvierte Fortbildungen in Psychotherapie, Sexualtherapie und Suchttherapie.

Gleichzeitig suchte er auch andere Wege, um das Immunsystem der Patienten zu aktivieren, erlernte Akupunktur und besuchte Fortbildungen in Hypnotherapie.

Ab 1974 arbeitete Anatoli Matenko als Psychotherapeut in großen Kliniken in Jekaterinburg und Tallinn mit den Ärzten der Inneren Medizin, Gynäkologie, Kardiologie, Neurologie und so weiter zusammen. Seine Überzeugung, dass der Genesungsprozess der Patienten über die Psyche stark zu beeinflussen ist, bestätigt sich im Laufe seiner Arbeit in den Krankenhäusern und die anfängliche Skepsis der Kollegen legt sich. Nach dem Zerfall der UdSSR kommt Anatoli Matenko im Dezember 1992 mit Frau und Tochter nach Deutschland. Da er unter anderem mit der Begründung, er sei überqualifiziert, keine Stelle als Assistenzarzt findet, legt er die Heilpraktiker-Prüfung ab. Er arbeitet seit 1997 als Heilpraktiker und Hypnotherapeut in Ludwigsburg, bildet sich fortwährend weiter (beispielsweise in Schmerztherapie) und ist auch heute noch für neue Ideen und Methoden offen.

Anatoli Matenko, Hospitalstraße 20, 71634 Ludwigsburg

Eckhard K. Fisseler

Arthrose

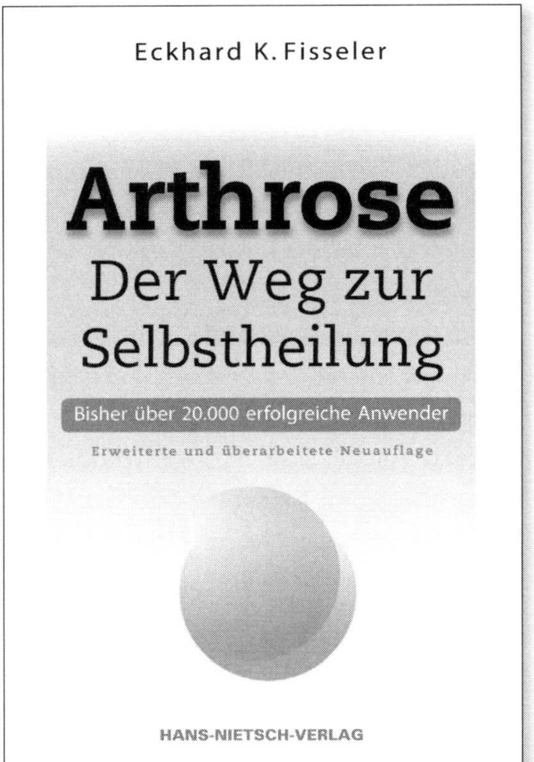

Eignen Sie sich das Wissen an, das unseren Ärzten fehlt – nämlich wie Sie die schmerzhafte Arthrose selbst heilen können. Dieses Buch ist aus der Broschüre der „Arthrose-Selbsthilfe e.V." entstanden, deren Resonanz alle Erwartungen übertraf. Allgemeinverständlich geschrieben, mit vielen Ratschlägen!

192 Seiten, Hardcover • **€** *25,00* • *ISBN 978-3-939570-13-4*

Markus Rothkranz

Heile dich selbst

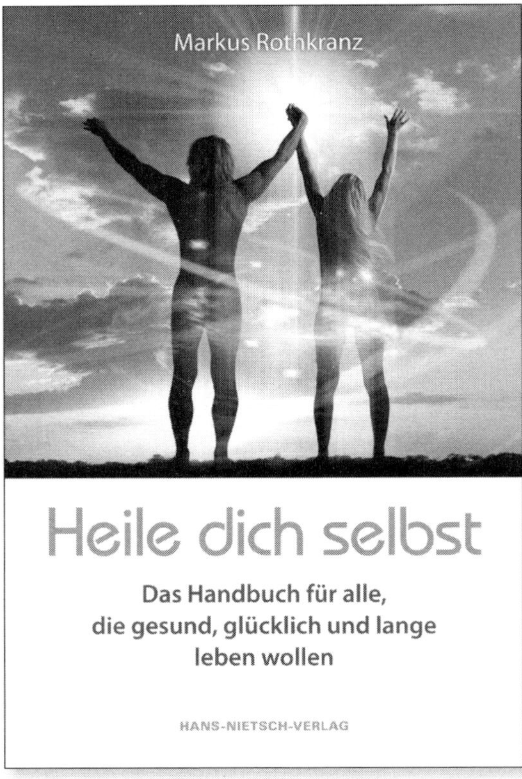

Markus Rothkranz ist der wohl bekannteste, der leidenschaftlichste und inspirierendste Verfechter der Rohkosternährung weltweit. In „Heile dich selbst" hat Markus Rothkranz alle Informationen auf der Grundlage von Studien und wissenschaftlichen Forschungen sowie Beobachtungen zusammengetragen, die wir brauchen, um unser Leben radikal zu verändern – und nicht mehr krank zu werden.

193 Seiten, Broschur • € 18,90 • ISBN 978-3-939570-88-2